U0376356

彩色图解

金匮要略

张 东◎主编

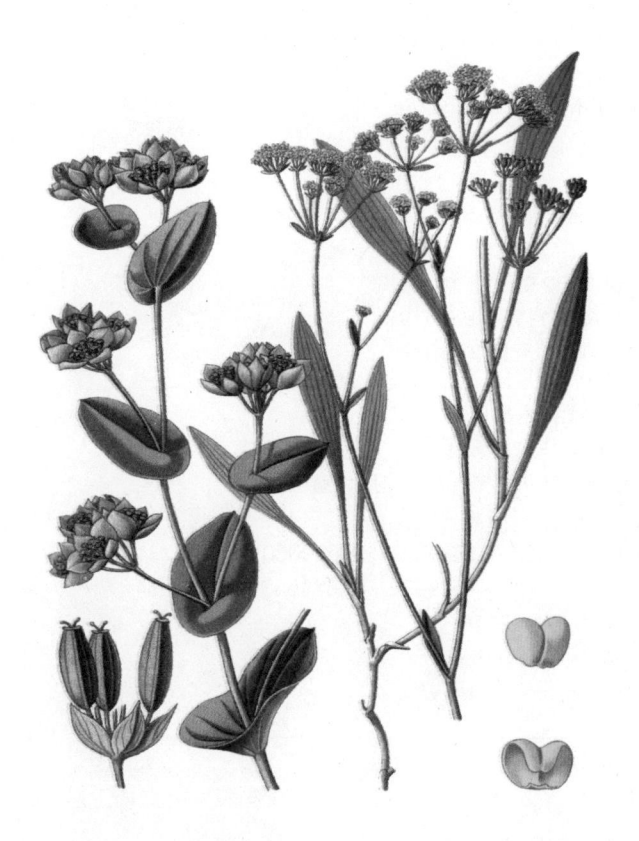

吉林科学技术出版社

图书在版编目（CIP）数据

彩色图解金匮要略 / 张东主编 . -- 长春 : 吉林科学技术出版社，2022.6
ISBN 978-7-5578-9027-8

Ⅰ . ①彩… Ⅱ . ①张… Ⅲ . ①《金匮要略方论》—图解 Ⅳ . ① R222.3-64

中国版本图书馆 CIP 数据核字（2021）第 237569 号

彩色图解金匮要略
CAISE TUJIE JINGUI YAOLÜE

主　　编　张　东
出 版 人　宛　霞
责任编辑　孟　盟
封面设计　末末美书
幅面尺寸　173 mm × 244 mm
开　　本　16
印　　张　16
字　　数　200 千字
页　　数　256
印　　数　50 001–60 000 册
版　　次　2022 年 6 月第 1 版
印　　次　2022 年 11 月第 2 次印刷

出　　版　吉林科学技术出版社
发　　行　吉林科学技术出版社
地　　址　长春市福祉大路 5788 号出版大厦 A 座
邮　　编　130118
发行部传真 / 电话　0431–81629529　81629530　81629231
　　　　　　　　　　81629532　81629533　81629534
储运部电话　0431–86059116
编辑部电话　0431–81629380
印　　刷　三河市万龙印装有限公司

书　　号　ISBN 978-7-5578-9027-8
定　　价　69.00 元

前 言

　　《金匮要略》是我国现存最早的一部论治杂病的专著，与《伤寒论》是姊妹篇，是我国东汉时期医学家张仲景所著的《伤寒杂病论》的杂病部分。"金匮"指的是古代帝王存放圣训和珍贵物品的保险柜，古人这样命名以表示文献的珍贵和重要。《金匮要略》将理论与临床融为一体，创立了理、法、方、药齐全的辨病与辨证相结合的杂病诊疗体系，为后世中医临床医学的发展打下了坚实的基础，产生的影响极其深远。全书分上、中、下三卷，共25篇，计有608节条文，所载疾病60余种，收录方剂262首。所述的病症以内科杂病为主，兼有外科、妇科疾病和急救猝死、饮食禁忌等内容。古今的医家对此书都十分推崇，盛赞其为"方书之祖"。

　　《金匮要略》第1篇，有条文17节，是全书的总纲，以举例的形式主要论述预防、病因、诊断、治疗的一般理论和原则。第2至17篇，有条文325节，论述内科杂病的诊治，包括痉、湿、暍、百合病、狐惑病、阴阳毒、疟病、中风、历节、血痹、虚劳、肺痈、咳嗽上气、奔豚气、胸痹、心痛、短气、腹满、寒疝、宿食、风寒积聚、痰饮、消渴、小便不利、淋病、水气、黄疸、惊悸、下血、胸满、吐血、呕吐哕、下利等40多种病症，对其症状、辨证、治法均有说明。第18至19篇，有条文15节，论述外科杂病，包括疮痈、肠痈、金疮、浸淫疮、跌蹶、手指臂肿、转筋、阴狐疝、蛔虫等病症。第20至22篇，有条文44节，论述妇科病症，包括妊娠、妊娠呕吐、腹痛、小便难，产后痉病、郁冒、大便难，产后腹痛、中风、下利，带下、腹痛、转胞、阴吹、阴寒、阴中生疮、脏躁、吐涎、痞等病症。第23至25篇，有条文207节，论述杂疗方和饮食禁忌等。书中在病症的治法上，使用了汗、吐、下、和、温、清、补、消八法，根据实际情况辨证施治；同时书中还介绍了针灸疗法和温熨、坐药、烙、洗浴、药摩、鼻内用药、吹耳、灌耳、浸足等外治法，具有很高的临床实用价值。

《金匮要略》成书已有1800多年，流传中多有遗漏和讹传，为了方便读者更好地使用本书，我们对其内文进行了精编精校。以流传最广、影响最大的元代邓真的复刻本为底本，参照了诸多名家的注解，译出了精当的白话文，与原文一一对应。并且加入了百余幅插图，帮助读者理解文中的内容。全书的方剂药味精练、配伍严谨、主治明确，大都具有较高的疗效，许多方剂都被后世临床所广泛应用，成为中医方剂学发展和变化的重要依据。

值得提醒的是，本书是中医药知识普及读本，读者切勿自己按书抓药、配方，患病一定去医院，遵医嘱，以免造成不良后果。另外，书中的方剂，是古医书中所载原方，一则其中的某些中药现代研究证实有毒性，如2015年版《中华人民共和国药典》收载的618种中药材及饮片中，标注有毒者83种。其中，大毒10种，有毒42种，小毒31种。大毒者如川乌、马钱子、巴豆、草乌等，有毒者如甘遂、仙茅、白果、雄黄等，小毒者如艾叶、苦杏仁、大皂角、吴茱萸等。二则其用量为古代用量，故会有半斤、半升、几两等剂量出现，我们这里只是展示原方剂。

金匮要略方论序

　　张仲景为《伤寒杂病论》，合十六卷，今世但传《伤寒论》十卷，杂病未见其书，或于诸家方中载其一二矣。翰林学士王洙在馆阁日，于蠹简中得仲景《金匮玉函要略方》三卷，上则辨伤寒，中则论杂病，下则载其方，并疗妇人。乃录而传之士流，才数家耳。尝以对方证对者，施之于人，其效若神。然而或有证而无方，或有方而无证，救疾治病，其有未备。国家诏儒臣校正医书，臣奇先校定《伤寒论》，次校定《金匮玉函经》。今又校成此书，仍以逐方次于证候之下，使仓卒之际，便于检用也。又采散在诸家之方，附于逐篇之末，以广其法。以其伤寒文多节略，故断自杂病以下，终于饮食禁忌，凡二十五篇，除重复，合二百六十二方，勒成上中下三卷，依旧名曰《金匮方论》。臣奇尝读《魏志·华佗传》云："出书一卷，曰，此书可以活人。"每观华佗凡所疗病，多尚奇怪，不合圣人之经。臣奇谓活人者必仲景之书也。

　　大哉炎农圣法，属我盛旦，恭惟主上，丕承大统，抚育元元，颁行方书，拯济疾苦，使和气盈溢而万物莫不尽和矣。

太子右赞善大夫臣高保衡

尚书都官员外郎臣孙奇

尚书司封郎中充秘阁校理臣林亿等

传上

目　录

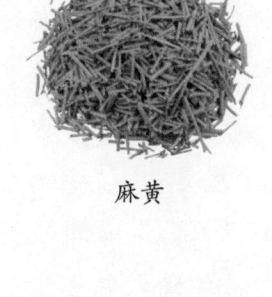

麻黄

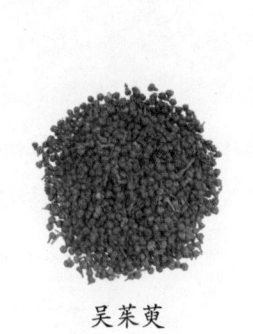

吴茱萸

卷 上

脏腑经络先后病脉证第一

论十三首 脉证二条 / 2

痉湿暍病脉证治第二

论一首 脉证十二条 方十一首 / 11

百合狐惑阴阳毒病脉证治第三

论一首 证三条 方十二首 / 24

疟病脉证并治第四

证二条 方六首 / 35

中风历节病脉证并治第五

论一首 脉证三条 方十二首 / 41

血痹虚劳病脉证并治第六

论一首 脉证九条 方九首 / 52

肺痿肺痈咳嗽上气病脉证治第七

论三首 脉证四条 方十六首 / 61

奔豚气病脉证治第八

论二首 方三首 / 73

胸痹心痛短气病脉证治第九

论一首 证一首 方十首 / 76

腹满寒疝宿食病脉证治第十

论一首 脉证十六条 方十四首 / 84

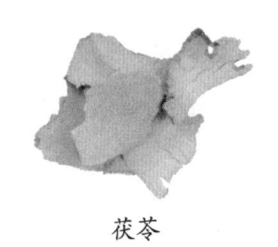

茯苓

卷 中

五脏风寒积聚病脉证并治第十一

论二首 脉证十七条 方二首 / 98

痰饮咳嗽病脉证并治第十二

论一首 脉证二十一条 方十八首 / 105

消渴小便不利淋病脉证并治第十三

脉证九条 方六首 / 122

水气病脉证并治第十四

论七首 脉证五条 方八首 / 127

黄疸病脉证并治第十五

论二首 脉证十四条 方七首 / 142

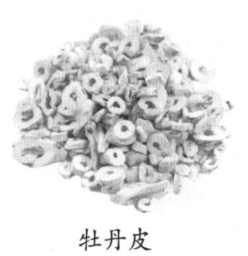

牡丹皮

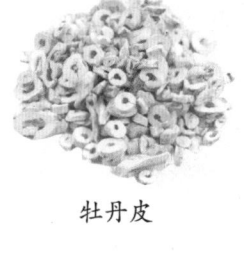

芍药

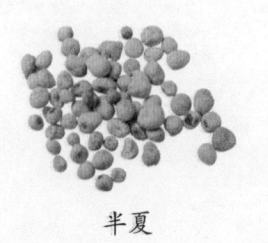

半夏

惊悸吐衄下血胸满瘀血病脉证治第十六

脉证十二条 方五首 / 151

呕吐哕下利病脉证治第十七

论一首 脉证二十七条 方二十三首 / 157

疮痈肠痈浸淫病脉证并治第十八

论一首 脉证三条 方五首 / 178

趺蹶手指臂肿转筋阴狐疝蛔虫病脉证治第十九

论一首 脉证一条 方四首 / 183

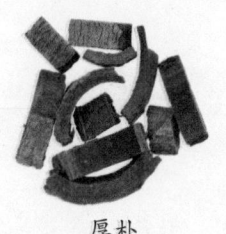
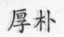

厚朴

卷 下

妇人妊娠病脉证并治第二十

证三条 方八首 / 188

妇人产后病脉证治第二十一

论一首 证六条 方七首 / 195

妇人杂病脉证并治第二十二

论一首 脉证合十四条 方十三首 / 203

杂疗方第二十三

论一首 证一条 方二十二首 / 215

禽兽鱼虫禁忌并治第二十四

论辨二首 合九十法 方二十一首 / 225

果实菜谷禁忌并治第二十五

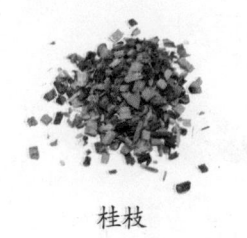

桂枝

《金匮要略》 | 卷 上

脏腑经络先后病脉证第一

论十三首 脉证二条

问曰：上工治未病，何也？师曰：夫治未病者，见肝之病，知肝传脾，当先实脾，四季脾旺不受邪，即勿补之。中工不晓相传，见肝之病，不解实脾，惟治肝也。

有人问：高明的医生在治病时，往往治疗还没有明显症状的疾病，为什么？老师回答：所谓治疗尚未发生的疾病，原因是疾病可以传变。例如，在诊断出肝病时，根据五行相乘的规律，可知肝病能够传给脾，所以在治疗时应该优先调养脾脏。倘若一年四季脾气都很旺，不会感受病邪则不要补脾。寻常医生不明白这种传变规律，遇到肝病时不懂要优先调养脾脏，而是一味要治肝。

夫肝之病，补用酸，助用焦苦，益用甘味之药调之。酸入肝，焦苦入心，甘入脾。脾能伤肾，肾气微弱，则水不行；水不行，则心火气盛，则伤肺；肺被伤，则金气不行；金气不行，则肝气盛，则肝自愈。此治肝补脾之要妙也。肝虚则用此法，实则不在用之。

治疗肝虚，可以用酸味药补益，用苦味药辅助，用甘味药调和。原因是酸味入肝经，苦味入心经，甘味入脾经。脾土充盈可克制肾水，肾气亏损就会致使水液失常而停在下焦；水液不能上行克制心火时，则会导致心火旺盛而伤肺；肺脏受伤则会导致肺气虚弱；肺虚不能克制肝气时会导致肝气旺盛，只要肝气充盈则肝虚自愈。这就是治疗肝虚必须先补脾的原因。治肝虚证用此方法，如果是肝实证，则不能使用这种方法。

> 经曰："虚虚实实，补不足，损有余"，是其义也。余脏准此。

《内经》说："如果以泻法治疗虚证，会导致虚证更虚；如果以补法治疗实证，会导致实证更实。所以，治疗虚证应用补法，治疗实证应用泻法。"说的就是这个道理。其他脏腑的病症也可用此法治疗。

体内阴经气血充盛会灌注到阳经中

风雨之邪　　　　寒湿之邪

饮食
环境
情绪
房事

风雨之邪侵入人体后与血气混合，充斥于肌血之间，致脉象紧大，为实证

寒湿之邪侵袭人体，致皮肤收敛，肌肉僵硬，营血受寒凝滞，卫气受损消散，形成虚证

若恐惧太甚，导致气机下陷；若悲哀太过，正气耗散，造成血脉空虚；若再食用寒凉的食物，就会损伤阳气，致使血脉运行凝涩，正气耗损消散，所以就会形成虚证

喜怒无常，导致阴气上逆，致使下部阴气空虚，阳气乘虚而入，形成实证

体内阳经气血充盛会灌注于阴经

虚证与实证的形成

> 夫人禀五常，因风气而生长，风气虽能生万物，亦能害万物，如水能浮舟，亦能覆舟。若五脏元真通畅，人即安和。客气邪风，中人多死。千般疢难，不越三条：一者，经络受邪，入脏腑，为内所因也；二者，四肢九窍，血脉相传，壅塞不通，为外皮肤所中也；三者，房室、金刃、虫兽所伤。以此详之，病由都尽。

人在生活中感受五行之气，在自然气候变化中成长，自然气候虽然能滋养世间万物，但有时也会产生损害，就像水能使船漂浮，也能使船沉没一样。如

果人的五脏气血充盈、通畅平和，人就健康无事。当外界邪气侵袭人体时，就会引发疾病，甚至导致死亡。世间疾病的种类虽多，但归纳起来大体可分为三类：一是经络受外界邪气侵袭，然后传至脏腑引起疾病，这是内因；二是外界邪气停滞在四肢、九窍里，导致气血运行不畅，经络阻塞不通，这是外因；三是房事不加节制、武器创伤和虫兽咬伤等引起。从这三个方面来考虑，基本可以囊括世间所有的病症了。

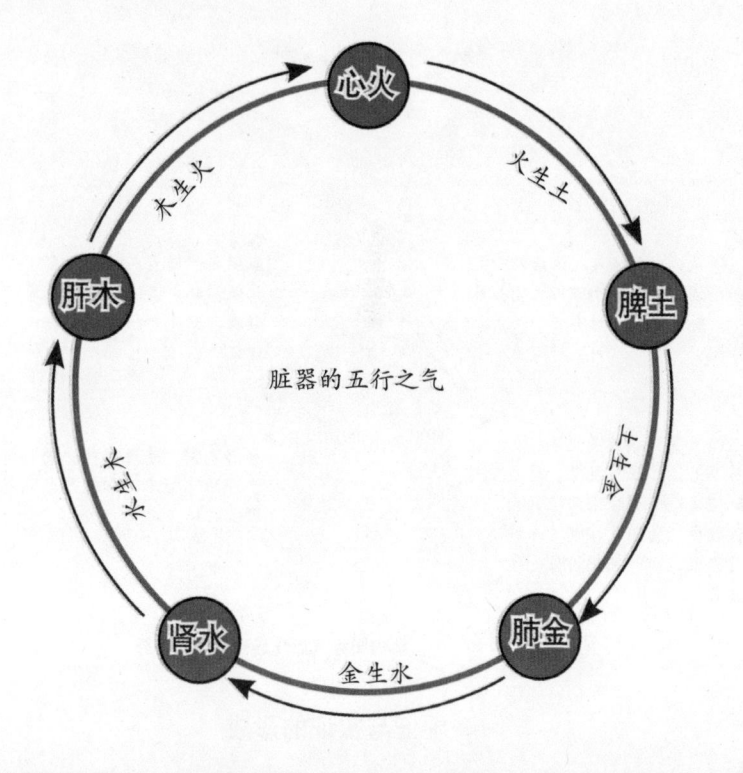

脏器的五行之气

> 　　若人能养慎，不令邪风干忤经络，适中经络，未流传脏腑，即医治之；四肢才觉重滞，即导引、吐纳、针灸、膏摩，勿令九窍闭塞；更能无犯王法、禽兽灾伤；房室勿令竭乏，服食节其冷热苦酸辛甘，不遗形体有衰，病则无由入其腠理。腠者，是三焦通会元真之处，为血气所注；理者，是皮肤脏腑之文理也。

　　如果一个人平时注意养生，谨慎避免外邪侵入人体经络，就可以保持健康不生病。如果不小心受到外邪侵袭，则应该在还未传到脏腑的时候及时进行治疗；四肢刚开始出现沉重不适的症状时，应立即用导引、吐纳、针灸、膏摩等方法治疗，避免邪气致使九窍闭塞；同时还要注意不要触犯法律，避免被禽兽所伤，被自然灾害殃及；房事要有所节制，衣装饮食冷暖适中，五味摄入恰当，不使身体遭受损伤，如此一来，病邪就不容易有机会侵犯至腠理。腠是指人体三焦运行元气交会的地方，是气血灌注的地方；理是指人体皮肤和脏腑的纹理。

问曰：病人有气色见于面部，愿闻其说。师曰：鼻头色青，腹中痛，苦冷者死（一云腹中冷，苦痛者死。）。鼻头色微黑者，有水气；色黄者，胸上有寒；色白者，亡血也，设微赤，非时者，死；其目正圆者，痉，不治。又色青为痛，色黑为劳，色赤为风，色黄者便难，色鲜明者，有留饮。

有人问：病人的气色会反映在面部，我想知道这方面的解说。老师回答：鼻部发青，腹中疼痛，如果还兼有怕冷严重的症状，则属于危重凶险的病症。鼻头颜色稍微发黑，表示体内有水液停滞；面部如果发黄，表明胸中有寒邪停滞；如果面色苍白，则是失血过多所致，人体失血过多时，倘若面部出现不正常的晕红，而又不是在燥热的夏季，也就是面色和气候不符，则病情较为凶险；如果两眼直视，不能灵活转动，所患的是严重的痉病，属于不治之症。再有就是面色发青为痛症，面色发黑为虚劳，面色红赤为风热，面色发黄则大便难解，面部浮肿且颜色光亮的，一般是水饮内停。

师曰：病人语声寂然，喜惊呼者，骨节间病；语声喑喑然不彻者，心膈间病；语声啾啾然细而长者，头中病（一作痛）。

师曰：息摇肩者，心中坚；息引胸中上气者，咳；息张口短气者，肺痿唾沫。

师曰：吸而微数，其病在中焦，实也，当下之即愈，虚者不治。在上焦者，其吸促；在下焦者，其吸远，此皆难治。呼吸动摇振振者，不治。

师曰：寸口脉动者，因其王时而动，假令肝王色青，四时各随其色。肝色青而反色白，非其时色脉，皆当病。

老师说：病人平时安静不说话，有时却突然会发出惊叫，表示关节有疼痛之类的病症；病人说话的声音低微听不清楚，表示心膈被痰湿阻遏；病人声音细小而长，表示头痛。

老师说：病人呼吸时如果肩部耸动，表示胸中有邪气壅塞；如果呼吸时引动肺气上冲，则会引发咳嗽；如果有上气不接下气的症状，病人多半患有肺痿病，兼有咳嗽、口吐涎沫的症状。

老师说：呼吸的气息微弱但急促的病人，表示中焦被病邪阻塞，如果是实证，用泻下药祛除邪气就能治愈；如果是虚证，则病情严重难以医治。如果病在上焦，病人的吸气应该短浅且快；如果病在下焦，吸气应该深长且困难，这两种都属于难治的病症。如果呼吸时气喘还会出现全身摇动的症状，则属于不治之症。

老师说：寸口脉的脉象会随着五脏所旺的季节不同而发生改变，比如春季肝旺，此时面色发青，弦脉属于健康无病，其他季节也是这样的道理。如果在肝所旺的春季，面色不青反而发白，对应的是肺所主秋季的颜色，这属于面色、脉象、季节不对应，就可能发生疾病。

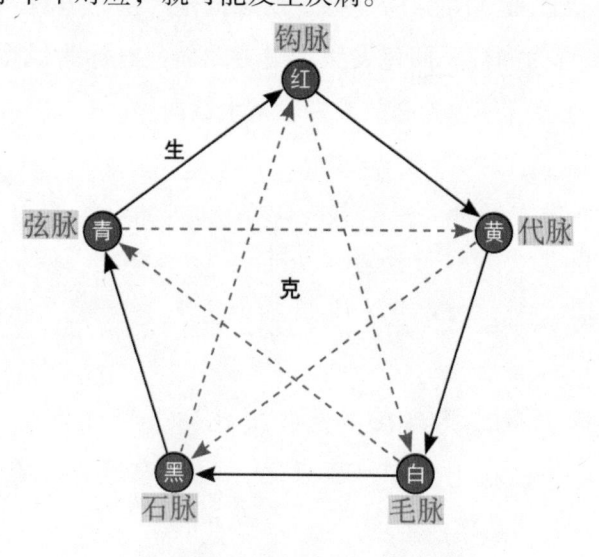

病人面色与脉象的生克关系

问曰：有未至而至，有至而不至，有至而不去，有至而太过。何谓也？师曰：冬至之后，甲子夜半少阳起，少阳之时阳始生，天得温和。以未得甲子，天因温和，此为未至而至也；以得甲子，而天未温和，此为至而不至也；以得甲子，而天大寒不解，此为至而不去也；以得甲子，而天温如盛夏五、六月时，此为至而太过也。

师曰：病人脉浮者在前，其病在表；浮者在后，其病在里，腰痛背强不能行，必短气而极也。

有人问：有时节气未到而已经有了相应的气候，有时节气已到而相应的气候却还没出现，有时节气到了而上一个气候还没过去，有时节气到了而对应的气候却过于严重。这些情况产生的原因是什么呢？老师回答：冬至过后六十天的半夜子时，属于少阳初起之时，预示着外界的阳气生发，天气开始逐渐变暖。如果还没到这个时间，天气却已经开始变暖，就属于节气未到而气候已经到了；如果已经到了这个时间，天气还没开始变暖，属于节气已到而气候未到；如果已经到了这个时间，天气依然很冷，属于节气已到而气候未去；如果到了这个时间，天气已经像夏天那样热，属于节气已到而气候提前到来。

老师说：病人出现浮脉，如果出现在寸脉的部位，则表示病症在表；如果出现在尺脉的部位，则表示病症在里，伴有腰背酸痛、行走艰难、呼吸短促等症状。

问曰：经云"厥阳独行"，何谓也？师曰：此为有阳无阴，故称厥阳。

问曰：寸脉沉大而滑，沉则为实，滑则为气，实气相搏，血气入脏即死，入腑即愈，此为卒厥，何谓也？师曰：唇口青，身冷，为入脏即死；知身和，汗自出，为入腑，即愈。

问曰：脉脱入脏即死，入腑即愈，何谓也？师曰：非为一病，百病皆然。譬如浸淫疮，从口起流向四肢者，可治；从四肢流来入口者，不可治。病在外者可治，入里者即死。

有人问：《内经》上说的"厥阳独行"是什么意思呢？老师回答：这是由于阴气衰竭，阳气失去依附，有升无降，孤阳上逆，所以称作"厥阳独行"。

有人问：寸口的脉象沉大而滑，脉沉提示的是血实，脉滑提示的是气实，血实和气实相互作用，如果病邪深入五脏则病情严重，如果进入的是腑则病情较轻，这种病症叫作卒厥，怎样判断卒厥之类暴发病的预后呢？老师回答：嘴唇发青，身体冰凉，是病邪深入五脏的表现，预后不良；如果身体温热，能够出汗，则是病邪入于腑的表现，容易治愈。

有人问：病人的脉搏突然消失，病邪深入于脏就容易身死，浅出于腑就容易治愈，这是为什么呢？老师回答：不仅仅是脉脱这一种病症，其他的疾病也遵从这个规律。比如浸淫疮这种病，如果先从口唇部出现，再向四肢蔓延就容易治疗；但如果先从四肢出现，再向口唇部蔓延则较为凶险。病势在外的病容易治愈，病势深入的病较为凶险，严重者会导致死亡。

问曰：阳病十八，何谓也？师曰：头痛、项、腰、脊、臂、脚掣痛。
阴病十八，何谓也？师曰：咳、上气、喘、哕、咽、肠鸣、胀满、心痛、拘急。五脏病各有十八，合为九十病。人又有六微，微有十八病，合为一百八病。五劳、七伤、六极、妇人三十六病不在其中。

清邪居上，浊邪居下，大邪中表，小邪中里，䅽饪之邪，从口入者，宿食也。五邪中人，各有法度。风中于前，寒中于暮，湿伤于下，雾伤于上。风令脉浮，寒令脉急，雾伤皮腠，湿流关节，食伤脾胃，极寒伤经，极热伤络。

有人问：阳病有十八种，都包括哪些呢？老师回答：头痛、颈部痛、腰痛、脊背痛、手臂痛、脚牵痛。这六种痛证表现在体表且各有营病、卫病、营卫合病之分，故合称为阳病十八。

又问：阴病的十八种又包括哪些呢？老师回答：咳嗽、上气、喘、打嗝、噎、肠鸣、胀满、心痛、拘急。九种病症在体内脏腑又有虚实之分，故合称阴病十八。五脏的病症各有十八种，合计有九十种。人又有六腑，每腑也有病症十八种，六腑合起来共有一百零八种病症。这些还不包括五劳、七伤、六极和妇女的三十六种病。

病邪侵犯人体有不同的规律。雾露之邪大多侵袭人体较高的位置，水湿之邪大多侵袭人体较低的位置，风邪大多侵袭肌表，寒邪多伤及脏腑，饮食之邪多从口入，则属于饮食不加节制造成的食积病。以上五邪侵袭人体，均具有一定规律。风邪多在上午侵袭人体，寒邪多在午后侵袭人体，湿邪多侵袭人体下部，寒邪多侵袭人体上部。风邪使脉象轻浮，寒邪使脉象紧急，雾露之邪容易伤及皮肤腠理，湿邪容易流注关节四肢，饮食之邪容易使脾胃损伤，太过寒凉容易损伤经脉，太过温热容易损伤络脉。

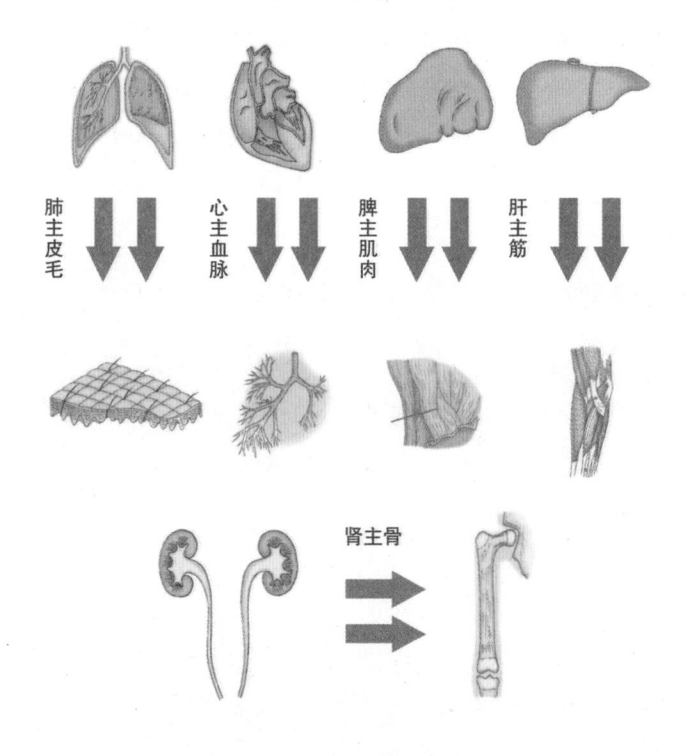

肺主皮毛　　心主血脉　　脾主肌肉　　肝主筋

肾主骨

五脏与五体

问曰：病有急当救里、救表者，何谓也？师曰：病，医下之，续得下利清谷不止，身体疼痛者，急当救里，后身体疼痛，清便自调者，急当救表也。

夫病痼疾，加以卒病，当先治其卒病，后乃治其痼疾也。

师曰：五脏病各有得者愈，五脏病各有所恶，各随其所不喜者为病。病者素不应食，而反暴思之，必发热也。

有人问：治疗急症，有时需要先治疗里证，有时需要先治疗表证，是什么原因呢？老师回答：如果病人患的是表证，医生却误用了攻下法治疗，导致病人出现了腹泻不止且大便完谷不化的症状，这时候尽管还伴随着身体疼痛等症状，也要先治疗里证。等到里证恢复之后，如果还有身体疼痛的症状，才可以治疗表证。

如果病人本来患有慢性且久治不愈的疾病，近期又患上了新病，应该优先治疗新病，在新病痊愈之后再继续治疗原来的疾病。

老师说：五脏的病症都有适合病情痊愈的场所和饮食，也都有不利于痊愈的场所和饮食。在不利于痊愈的环境下居住饮食，则五脏病症就不容易痊愈。病人平时本不该吃的东西，有一天却突然吃了很多，吃完势必会发热而加重病情。

夫诸病在脏欲攻之，当随其所得而攻之。如渴者，与猪苓汤，余皆仿此。

凡是治疗在里的病症，必须根据病因的性质来确定治疗方法。比如，治疗内热与水邪相结所导致的口渴病，可以用茯苓汤来利湿除热，口渴自然可解，其他病症也是这样的道理。

痓湿暍病脉证治第二

论一首 脉证十二条 方十一首

太阳病，发热无汗，反恶寒者，名曰刚痓。

太阳病，发热汗出，而不恶寒，名曰柔痓。

太阳病，发热，脉沉而细者，名曰痓，为难治。

太阳病，发汗太多，因致痓。

患上太阳病，病人出现发热、不出汗、怕冷等症状的痓病，称为刚痓。

患上太阳病，病人出现发热、出汗、不怕冷等症状的痓病，称为柔痓。

患上太阳病，病人出现发热、脉象沉细等症状的痓病，则这种痓难以治疗。

患上太阳病，使用发汗法后出汗太多，损伤了津液，就可能导致痓病发生。

夫风病下之则痓，复发汗，必拘急。

痓家虽身疼痛，不可发汗，汗出则痓。

风邪导致的病症，如果误用了攻下法也会导致痓病，如果继续使用发汗法发汗，使津液损伤加重，就会导致筋脉更加拘挛。

患疮疡迟迟未能痊愈或受过金刃创伤的病人，即使有身体疼痛的表证，也不能使用发汗法，否则会严重损伤津液，导致痓病的发生。

病者身热足寒，颈项强急，恶寒，时头热，面赤目赤，独头动摇，卒口噤，背反张者，痓病也。若发其汗者，寒湿相得，其表益

11

虚，即恶寒甚。发其汗已，其脉如蛇（一云其脉浛）。

病人出现身体发热却足部发冷，颈部肌肉僵硬拘急，恶寒，偶尔头部发热，面色发红，眼睛发红，头部不自主地摇动，牙关突然紧闭，不能说话，背部肌肉僵硬拘紧，角弓反张等症状，就是痉病。如果给这种患者用发汗法治疗，肌表的寒邪与湿邪相合，出汗会导致肌表的表阳更虚，表阳不能温煦肌表，于是病人更加怕冷。发汗之后，病人脉象会变得起起伏伏像蛇蜿蜒爬行的样子。

暴腹胀大者，为欲解，脉如故，反伏弦者，痉。

夫痉脉，按之紧如弦，直上下行。（一作筑筑而弦。《脉经》云：痉家其脉伏坚，直上下）

痉病有灸疮，难治。

患痉病的人，如果有腹部突然胀大的症状，则病情将要好转，如果脉象依然不变，却有伏脉之象，则表明病情没有好转的迹象。

痉病的脉象，特征为由寸脉到尺脉都是紧而弦的。

患痉病的人如果同时患有灸疮，则较为难治。

太阳病，其证备，身体强，几几然，脉反沉迟，此为痉，栝蒌桂枝汤主之。

患了太阳病的人，又出现了身体僵硬不能自由舒展的症状，脉象沉迟，这就是患了痉病，可以服用栝蒌桂枝汤治疗。

栝蒌桂枝汤方

栝蒌根二两 桂枝三两 芍药三两 甘草二两 生姜三两 大枣十二枚

上六味，以水九升，煮取三升，分温三服，取微汗。汗不出，食顷，啜热粥发之。

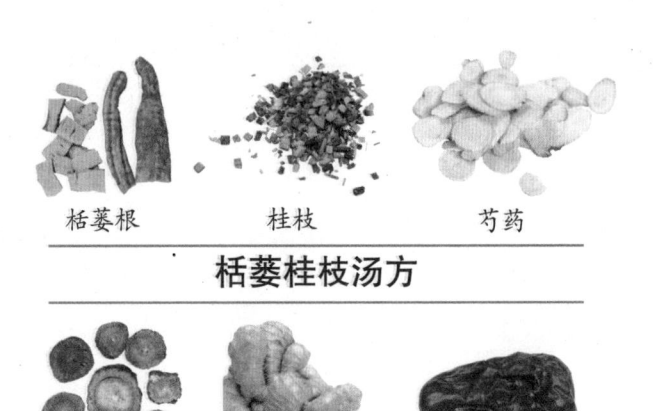

栝蒌根　　　桂枝　　　　芍药

栝蒌桂枝汤方

甘草　　　　生姜　　　　大枣

栝蒌桂枝汤方

　　将栝蒌根、桂枝、芍药、甘草、生姜、大枣这六味药，用九升水煎煮，煎至还剩三升的时候分为三次温服，服用后会微微出汗。如果没有出汗的表现，可以在服药后的大约一顿饭时间再喝一碗热粥，帮助药力发散。

　　太阳病，无汗而小便反少，气上冲胸，口噤不得语，欲作刚痉，葛根汤主之。

　　患上太阳病，不出汗，小便量变少，感觉有气上冲到胸膺部，并且牙关紧闭不能言语，这是将要发展成刚痉的状况，可以用葛根汤治疗。

葛根汤方

葛根四两　麻黄三两（去节）　桂枝二两（去皮）　芍药二两　甘草二两（炙）
生姜三两　大枣十二枚

　　上七味，哎咀，以水七升，先煮麻黄、葛根，减二升，去沫，内诸药，煮取三升，去滓，温服一升，复取微似汗，不须啜粥，余如桂枝汤法将息及禁忌。

葛根汤方

　　将葛根、麻黄、桂枝、芍药、甘草、生姜、大枣这七味药切片，用七升水煮麻黄、葛根，在水剩五升的时候去掉浮沫，加入其余五味药，在水剩三升的时候去掉药渣，一次温水服用一升。病人盖上被子，微微持续出汗，不必喝热粥，其他的调养方法和禁忌与桂枝汤相同。

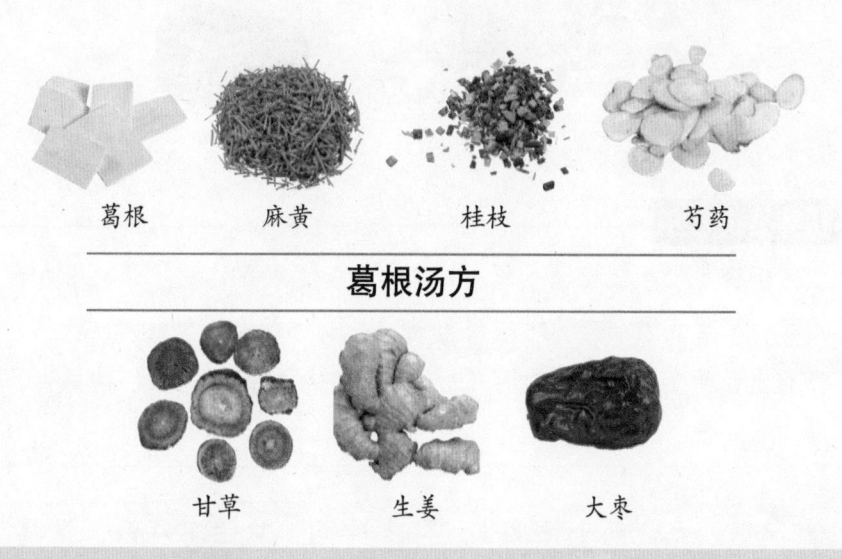

葛根　　　　麻黄　　　　　桂枝　　　　　芍药

葛根汤方

甘草　　　　　生姜　　　　　大枣

　　痉为病（一本痉字上有刚字），胸满口噤，卧不着席，脚挛急，必齘齿，可与大承气汤。

　　痉病的表现是胸部胀满，牙关紧闭，背部反张，小腿肌肉痉挛，牙齿紧咬摩擦有声，这种患者可以用大承气汤治疗。

大承气汤方

大黄四两（酒洗）　厚朴半斤（炙，去皮）　枳实五枚（炙）　芒硝三合

上四味，以水一斗，先煮二物，取五升，去滓，内大黄，煮取二升，去滓。内芒硝，更上火微一二沸，分温再服，得下止服。

大承气汤方

　　将大黄、厚朴、枳实、芒硝四味药，用一斗水先煮厚朴、枳实，

在煮至水剩五升的时候去掉药渣。放入大黄，煮到二升水，去掉药渣。然后加入芒硝，再煮沸一两次，分两次温服。服药后如果有腹泻的情况出现就可以停止服药了。

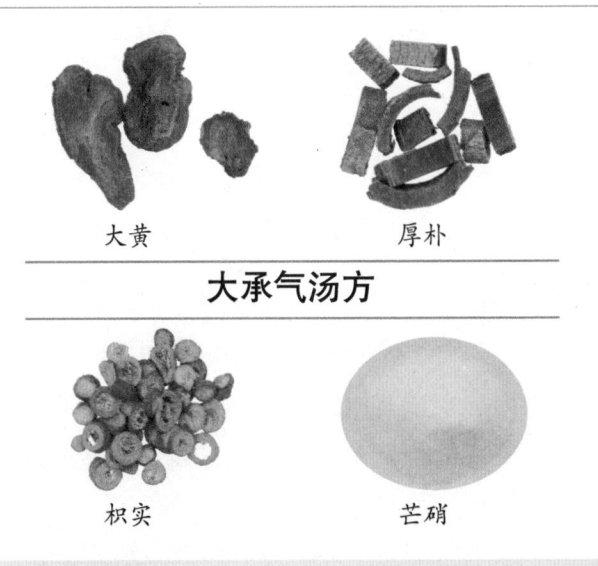

大黄　　　　　　　　厚朴

大承气汤方

枳实　　　　　　　　芒硝

太阳病，关节疼痛而烦，脉沉而细（一作缓）者，此名湿痹（《玉函》云：中湿）。湿痹之候，小便不利，大便反快，但当利其小便。

患上太阳病，且有关节剧烈疼痛，脉象沉细症状的，是湿痹的表现。湿痹的症状表现为小便不通畅，大便反而易排出，治疗时只需通利小便即可。

湿家之为病，一身尽疼（一云疼烦），发热，身色如熏黄也。

湿家，其人但头汗出，背强，欲得被覆向火。若下之早则哕，或胸满，小便不利（一云利），舌上如胎者，以丹田有热，胸上有寒，渴欲得饮而不能饮，则口燥烦也。

湿家下之，额上汗出，微喘，小便利（一云不利）者死；若下利不止者亦死。

患上湿病日久的人，会浑身疼痛发热，皮肤色黄晦暗。

患上湿病日久的人，只有头部出汗，背部强直，总想裹着被子、靠近火源取暖。如果过早使用攻下法，会出现呃逆，或胸部胀满，小便不利，舌面上出现白滑苔，是因为下焦有热而胸中有寒，口渴想喝水却喝不下，致使口中异常干燥。

对于患上湿病日久的病人，如果误用了攻下法，病人出现了额头出汗，轻微气喘，小便通利的情况，则难以治疗；如果病人腹泻不止，同样较为难治。

> 风湿相搏，一身尽疼痛，法当汗出而解，值天阴雨不止，医云此可发汗。汗之病不愈者，何也？盖发其汗，汗大出者，但风气去，湿气在，是故不愈也。若治风湿者，发其汗，但微微似欲出汗者，风湿俱去也。

风邪和湿邪相合，病人应该全身疼痛，应当用发汗法治疗解除表湿。如果正赶上阴雨不停，医生说此病可以用发汗法治疗。但发汗后病症却没有痊愈，是为什么呢？原因是发汗太快，出汗过多。虽然风邪祛除了，但湿邪还在，因此不能治愈。用发汗法治疗风湿病，应该让身体微微发汗，这样才能把风邪和湿邪都祛除。

> 湿家病身疼发热，面黄而喘，头痛鼻塞而烦，其脉大，自能饮食，腹中和无病，病在头中寒湿，故鼻塞，内药鼻中则愈。（《脉经》云：病人喘，而无"湿家病"以下至"而喘"十一字）
>
> 湿家身烦疼，可与麻黄加术汤，发其汗为宜，慎不可以火攻之。

患上湿病日久的病人，出现身体疼痛、发热、面色发黄、气喘、头痛、鼻塞、脉大，但饮食正常的情况，说明肠胃无病，病在头部，寒湿之邪侵袭头部，所以鼻塞，治疗时将宣泄的药物放在鼻孔中即可治愈。

患上湿病日久的病人，出现身体疼痛，心烦不宁的症状，可以用麻黄加术汤治疗，使病人轻微出汗，千万不能用烧针之类的火攻法治疗。

麻黄加术汤方

麻黄三两（去节） 桂枝二两（去皮） 甘草二两（炙） 杏仁七十个（去皮尖）

白术四两

上五味，以水九升，先煮麻黄，减二升，去上沫，内诸药，煮取二升半，去滓。温取八合，覆取微似汗。

麻黄加术汤方

将麻黄、桂枝、甘草、杏仁、白术五味药，用九升水先煮麻黄，水剩七升时去掉浮沫，把其他四味药加上，煎煮至水剩二升半，去掉药渣。一次温服八合（0.8升左右），盖上被子，使病人轻微持续发汗。

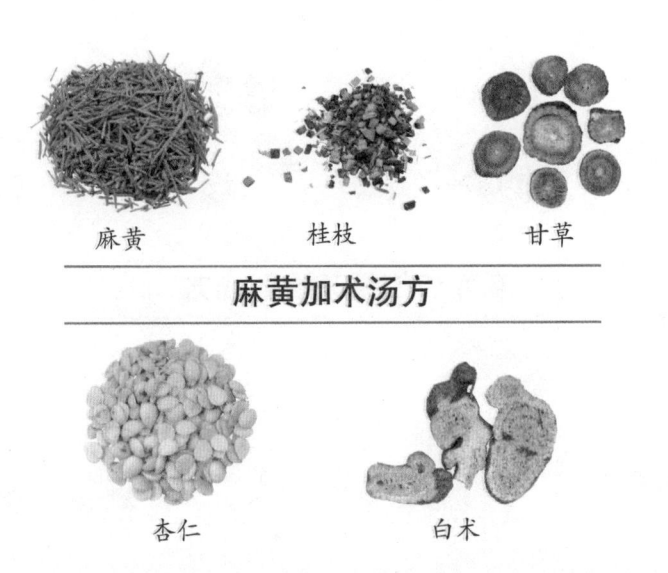

麻黄　　　　桂枝　　　　甘草

麻黄加术汤方

杏仁　　　　白术

病者一身尽疼，发热，日晡所剧者，名风湿。此病伤于汗出当风，或久伤取冷所致也。可与麻黄杏仁薏苡甘草汤。

病人全身疼痛，发热，每天下午三点到五点症状加重，这种病症属于风湿。风湿由出汗之后受风引发，或者是长期受冷所致。可以用麻黄杏仁薏苡甘草汤治疗。

麻黄杏仁薏苡甘草汤方

麻黄半两（去节，汤泡）　甘草一两（炙）　薏苡仁半两　杏仁十个（去皮

尖，炒）

上剉麻豆大，每服四钱匕，水盏半，煮八分，去滓。温服。有微汗，
避风。

麻黄杏仁薏苡甘草汤方

将麻黄、甘草、薏苡仁、杏仁四味药剉磨成麻豆大小，每次服用
四钱匕（8g左右），用一杯半水煮到八分开，去掉药渣。一次温服。
服药后会轻微发汗，注意避免感染风寒。

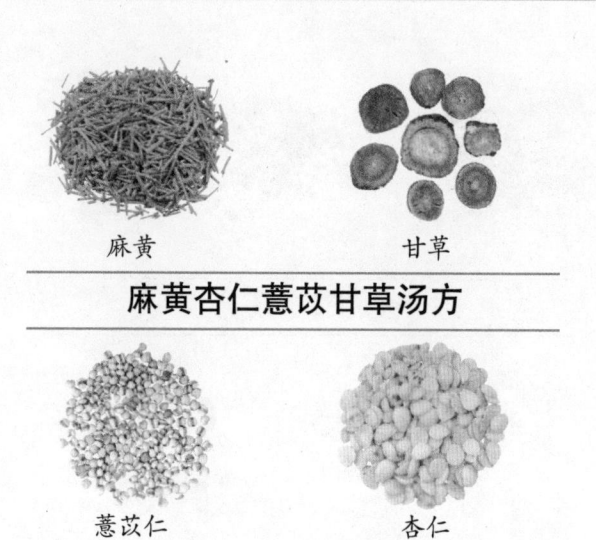

麻黄　　　　　　　甘草

麻黄杏仁薏苡甘草汤方

薏苡仁　　　　　　杏仁

风湿，脉浮，身重，汗出，恶风者，防己黄芪汤主之。

患了风湿病，出现脉浮，身体沉重，出汗，怕冷的症状，可以服用防己黄
芪汤治疗。

防己黄芪汤方

防己一两 甘草半两（炒） 白术七钱半 黄芪一两一分（去芦）

上剉麻豆大，每抄五钱匕，生姜四片，大枣一枚，水盏半，煎
八分，去滓，温服，良久再服。喘者，加麻黄半两；胃中不和者，加

芍药三分；气上冲者，加桂枝三分；下有陈寒者，加细辛三分。服后当如虫行皮中，从腰下如冰，后坐被上，又以一被绕腰以下，温令微汗，差。

防己黄芪汤方

　　将防己、甘草、白术、黄芪四味药剉磨成麻豆大小，每次取五钱匕（10g左右），加入四片生姜、一枚大枣，用一杯半水煎煮，在水剩八分的时候去掉药渣，先温服，间隔较久的一段时间后再服一次。如果有气喘的症状就加半两麻黄平喘，肠胃不舒服就加三分芍药和胃止痛，感觉有气从下向上冲则加三分桂枝平降冲逆，下肢长久以来寒凉者加三分细辛温经散寒。服用之后应该有蚂蚁在皮肤下爬行的感觉，腰以下冰冷需要坐在被子上，并用另一个被子裹住腰及腰以下的部位，使身体轻微出汗，如此，病就能痊愈。

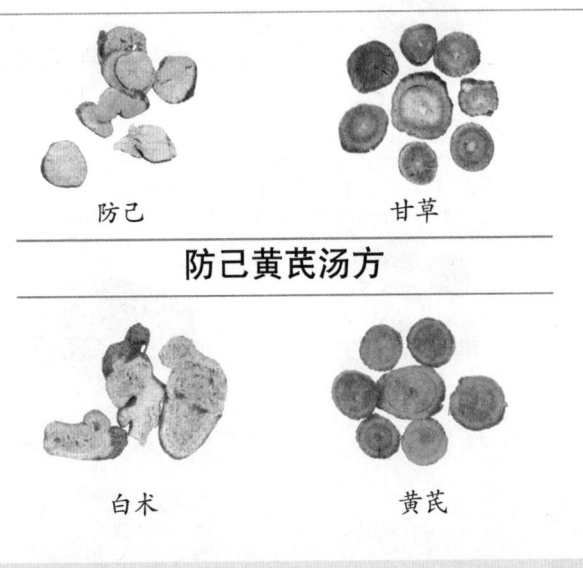

防己　　　　　甘草

防己黄芪汤方

白术　　　　　黄芪

　　伤寒八九日，风湿相搏，身体疼烦，不能自转侧，不呕不渴，脉浮虚而涩者，桂枝附子汤主之。若大便坚，小便自利者，去桂加白术汤主之。

　　染上伤寒已经八九天了，风邪和湿邪相合，身体剧烈疼痛，不能正常转动身体，既不呕吐也不口渴，脉象浮虚并有滞涩的感觉，这样的病人可以用桂枝附子汤治疗。如果大便坚硬但小便正常，可以去除桂枝加上白术，也就是白术附子汤治疗。

桂枝附子汤方

桂枝四两（去皮） 生姜三两（切） 附子三枚（炮，去皮，破八片） 甘草二两（炙） 大枣十二枚（擘）

上五味，以水六升，煮取二升，去滓，分温三服。

桂枝附子汤方

把桂枝、生姜、附子、甘草、大枣这五味药，用六升水煎煮，在水剩二升的时候去掉药渣，分成三次温服。

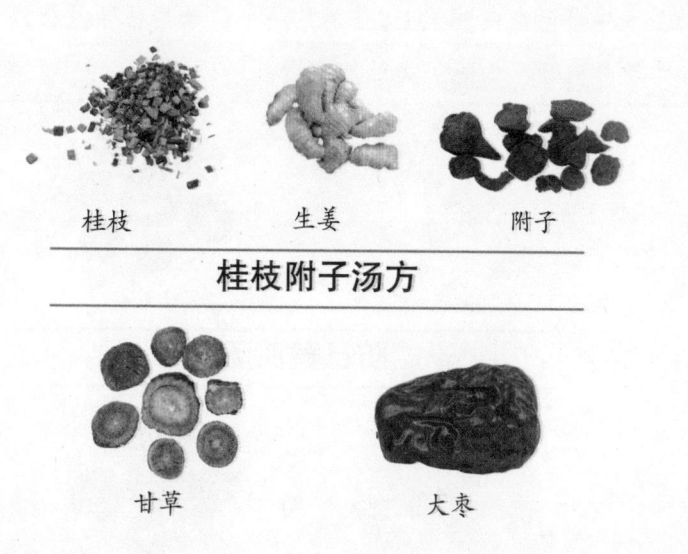

桂枝　　　　　　生姜　　　　　　附子

桂枝附子汤方

甘草　　　　　　　　　大枣

白术附子汤方

白术二两 附子一枚半（炮，去皮） 甘草一两（炙） 生姜一两半（切） 大枣六枚

上五味，以水三升，煮取水一升，去滓，分温三服。一服觉身痹，半日许再服，三服都尽，其人如冒状，勿怪，即是术附并走皮中逐水气，未得除故耳。

白术附子汤方

把白术、附子、甘草、生姜、大枣这五味药，用三升水煎煮，在水剩一升的时候去掉药渣，分成三次温服。在第一次服药后虽然出汗了但是并不舒畅，肌肤感到麻木，等大概半天的时间再服一次。三次都服完以后，如果病人出现了头晕眼花的症状，不要慌张，这是因为白术、附子温通了阳气，攻逐了水湿，使之外散，但水湿还没有全部祛除的缘故。

风湿相搏，骨节疼烦，掣痛不得屈伸，近之则痛剧，汗出短气，小便不利，恶风不欲去衣，或身微肿者，甘草附子汤主之。

风邪和湿邪相合，关节处疼痛如同抽掣一样难以忍受，屈伸的时候也会疼痛，触摸按压疼痛加剧，出汗多，气短，小便不畅，怕冷，不想减衣服，或者身体有轻微的浮肿症状，此时可以用甘草附子汤治疗。

甘草附子汤方

甘草二两（炙）附子二枚（炮，去皮）白术二两 桂枝四两（去皮）

上四味，以水六升，煮取三升，去滓，温服一升，日三服。初服得微汗则解，能食。汗出复烦者，服五合，恐一升多者，取六七合为妙。

甘草附子汤方

把甘草、白术、附子、桂枝这四种药，用六升水煎煮，在水剩三升时去掉药渣，每次温服一升，每天服三次。如果第一次服药后轻微出汗的话，病情就可以得到缓解，胃口也会变好。如果病人的饮食正常，在出汗以后却还觉得心烦，可以服用五合。如果觉得一次服用一升太多，可以每次只服六七合左右。

太阳中暍，发热恶寒，身重而疼痛，其脉弦细芤迟。小便已，洒洒然毛耸，手足逆冷；小有劳，身即热，口开前板齿燥。若发其汗，则其恶寒甚；加温针，则发热甚；数下之，则淋甚。

暑邪侵袭人体，出现发热怕冷，身体沉重疼痛的症状，脉象沉细芤迟。小便之后汗毛竖起，寒战振栗，四肢发冷；稍微劳动就会发热，开口喘息，门牙干燥。这种症状如果误用发汗法，会更加怕冷；如果用温针则会更加发热；如果反复攻下则会致使小便严重短涩疼痛。

太阳中热者，暍是也。汗出恶寒，身热而渴，白虎加人参汤主之。

太阳中热，也就是伤暑。病人出现出汗怕冷，身体发热，口渴这样的症状，可以用白虎加人参汤方治疗。

白虎加人参汤方

知母六两 石膏一斤（碎）甘草二两 粳米六合 人参三两

上五味，以水一斗，煮米熟汤成，去滓，温服一升，日三服。

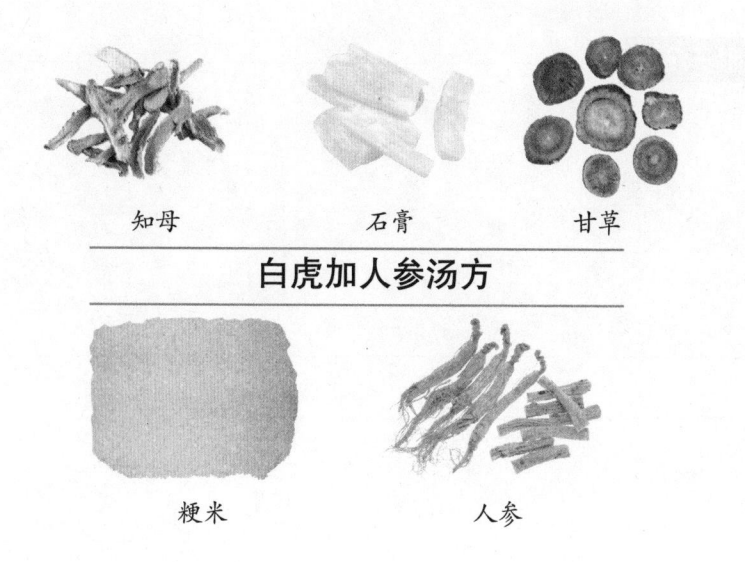

知母　　　　　石膏　　　　　甘草

白虎加人参汤方

粳米　　　　　　人参

白虎加人参汤方

把知母、石膏、甘草、粳米、人参五味药，用十升水煎煮，直到粳米熟透，药就煎好了，去掉药渣，每次温服一升，每天三次。

太阳中暍，身热疼重而脉微弱，此以复月伤冷水，水行皮中所致也，一物瓜蒂汤主之。

伤暑，出现身体发热，疼痛沉重，脉象微弱的症状，这是夏天贪凉喝冷水或出汗后洗冷水澡过于严重，水湿侵入皮肤导致的，可以用一物瓜蒂汤治疗。

一物瓜蒂汤方

瓜蒂二十个

上剉，以水一升，煮取五合，去滓，顿服。

一物瓜蒂汤方

把瓜蒂切碎，用一升水煎煮，在水剩半升的时候去掉药渣，一次服尽。

百合狐惑阴阳毒病脉证治第三

论一首 证三条 方十二首

论曰：百合病者，百脉一宗，悉致其病也。意欲食，复不能食，常默默，欲卧不能卧，欲行不能行。饮食或有美时，或有不用闻食臭时，如寒无寒，如热无热，口苦，小便赤。诸药不能治，得药则剧吐利，如有神灵者。身形如和，其脉微数。

每溺时头痛者，六十日乃愈；若溺时头不痛，淅然者，四十日愈；若溺快然，但头眩者，二十日愈。其证或未病而预见，或病四五日而出，或病二十日，或一月微见者，各随证治之。

有这样的观点：患百合病的人，全身每条经脉都有证候出现，但只有一个总病源。病人想吃东西，却吃不下，时常沉默着不说话，想睡也睡不着，想走

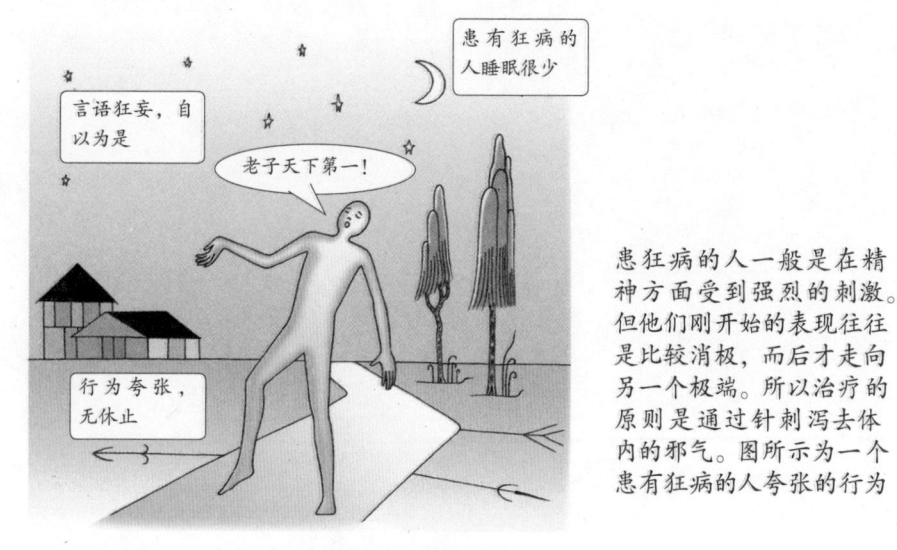

言语狂妄，自以为是

患有狂病的人睡眠很少

老子天下第一！

行为夸张，无休止

患狂病的人一般是在精神方面受到强烈的刺激。但他们刚开始的表现往往是比较消极，而后才走向另一个极端。所以治疗的原则是通过针刺泻去体内的邪气。图所示为一个患有狂病的人夸张的行为

狂病的表现

又走不动。有时食欲不错，有时却连食物的味道也不想闻到，好像怕冷，但又没有明显的病症，好像发热，也没有明显的病症，嘴里发苦，小便发黄。吃过很多种药都没有好转的迹象，有的药甚至服用之后会呕吐严重、腹泻，像是被鬼神附体一样。病人从外表看上去还算正常，只是脉象很微弱。

如果病人在每次小便时感到头痛，这样的百合病患者一般六十天左右可以痊愈；如果病人小便时头不痛，但怕冷打寒战，一般四十天左右可以痊愈；如果小便顺畅，但是有头晕目眩的症状，这样的病人二十天左右可以痊愈。百合病的症状有的会在患上伤寒热病之前出现，有的则在之后的四五天后才会表现出来，有的甚至要二十天甚至一个月后才能显现，应该根据病症的轻重加以分辨治疗。

百合病，发汗后者，百合知母汤主之。

患上百合病，如果误用了发汗法，损伤津液的可以用百合知母汤治疗。

百合知母汤方

百合七枚（擘） 知母三两（切）

上先以水洗百合，渍一宿，当白沫出，去其水，更以泉水二升，煎取一升，去滓；别以泉水二升煎知母，取一升，去滓；后合和，煎取一升五合，分温再服。

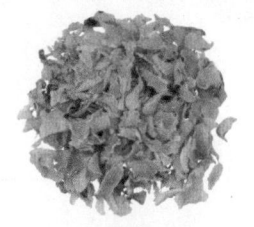

百合

百合知母汤方

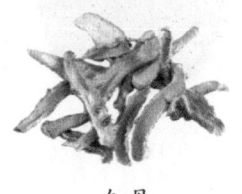

知母

百合知母汤方

把百合和知母两味药，用水将百合淘洗干净，用一个晚上的时间浸泡，在百合的表面起白沫的时候倒掉原来的水，换二升泉水煎煮，在水剩一升的时候去掉药渣；另用二升泉水煎煮知母，在水剩一升的时候去掉药渣；把两种药液混合，再次煎煮到水剩一升五合时，分成两次温服。

百合病，下之后者，滑石代赭汤主之。

患上百合病，如果误用了攻下法，可以用滑石代赭汤治疗。

滑石代赭汤方

百合七枚（擘） 滑石三两（碎，绵裹） 代赭石一枚（如弹丸大，碎，绵裹）

上先以水洗百合，渍一宿，当白沫出，去其水，更以泉水二升，煎取一升，去滓；别以泉水二升煎滑石、代赭，取一升，去滓；后合和重煎，取一升五合，分温服。

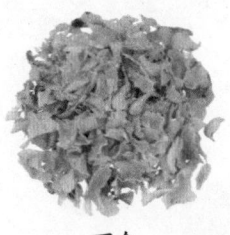
百合

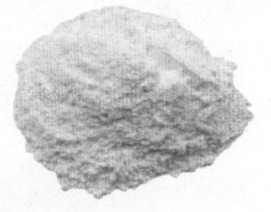
滑石

滑石代赭汤方

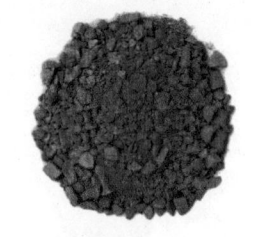
代赭石

滑石代赭汤方

百合、滑石、代赭石三种药，先用水淘洗百合，用一晚上的时间浸泡，在百合的表面起白沫的时候倒掉原来的水，换二升泉水煎煮，在水剩一升的时候去掉药渣；另用二升泉水煎煮滑石和代赭石，在水剩一升的时候去掉药渣；把两种药液混合，再次煎煮到水剩一升半，分两次温服。

百合病，吐之后者，百合鸡子汤主之。

患上百合病，如果误用了催吐法，可以用百合鸡子汤方治疗。

百合鸡子汤方

百合七枚（擘） 鸡子黄一枚

上先以水洗百合，渍一宿，当白沫出，去其水，更以泉水二升，煎取一升，去滓，内鸡子黄，搅匀，煎五分，温服。

百合鸡子汤方

百合、鸡蛋黄两种药，先用水洗净百合，用一个晚上的时间浸泡在清水中，在百合的表面起白沫的时候倒掉原来的水，换二升泉水煎煮，在水剩一升的时候去掉药渣，加入鸡蛋黄搅拌，在鸡蛋黄煎至五分熟的时候，一次温服。

百合病，不经吐、下、发汗，病形如初者，百合地黄汤主之。

患上百合病，如果没有误用吐法、攻下法、发汗法，症状表现和初期并无不同，可以用百合地黄汤治疗。

百合地黄汤方

百合七枚（擘） 生地黄汁一升

上以水洗百合，渍一宿，当白沫出，出其水，更以泉水二升，煎取一升，去滓，内地黄汁，煎取一升五合，分温再服。中病，勿更服，大便当如漆。

百合地黄汤方

百合和生地黄汁，先用水淘洗百合，用一个晚上的时间放在清水中浸泡，在百合的表面起白沫的时候倒掉原来的水，换二升泉水煎煮，在水剩一升的时候去掉药渣，加入地黄汁煎煮，在水剩一升半的时候分成两次温服。如果病情好转就不必再继续服用，大便颜色会像黑漆一样发黑。

百合病一月不解，变成渴者，百合洗方主之。

患上百合病之后过了一个月还没有痊愈，并且口渴变为主要症状的，应该用百合洗方治疗。

百合洗方

上以百合一升，以水一斗，渍之一宿，以洗身。洗已，食煮饼，勿以盐豉也。

百合洗方

把一升百合，用十升水浸泡一晚上，用泡好的药水擦洗身体。洗过后应该吃清淡的汤饼之类的东西，不要吃豆豉这种咸味的食物。

百合病，渴不差者，栝蒌牡蛎散主之。

患上百合病，加用了百合洗方，口渴症状依然没有减轻，可以用栝蒌牡蛎散治疗。

栝蒌牡蛎散方

栝蒌根 牡蛎（熬，等分）

上为细末，饮服方寸匕，日三服。

栝蒌牡蛎散方

把栝蒌根、牡蛎共同捣成细末，每次用水送服一方寸匕（2g左右），每天服用三次。

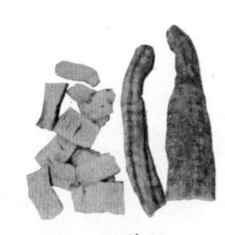

栝蒌根

栝蒌牡蛎散方

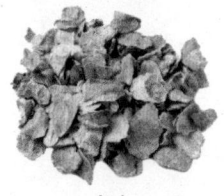

牡蛎

百合病变发热者（一作发寒热），百合滑石散主之。

患上百合病，如果有明显发热的症状，可以用百合滑石散治疗。

百合滑石散方

百合一两（炙）滑石三两

上为散，饮服方寸匕，日三服。当微利者，止服，热则除。

百合滑石散方

把百合、滑石两种药研成粉末，每次用水送服一方寸匕（2g左

右），每天服用三次。服药之后小便应该通畅，这时候可以停药，热
邪就被祛除了。

百合病见于阴者，以阳法救之；见于阳者，以阴法救之。见阳攻阴，
复发其汗，此为逆；见阴攻阳，乃复下之，此亦为逆。

患上百合病，如果有阴寒证出现，用温阳散寒法治疗；如果有阳热证出
现，则用滋阴清热法治疗。如果出现了阳热证却使用了发汗法治疗，则会更
加伤阳，属于误治；如果出现了阴寒证却使用了攻下法治疗，则会更加伤
阴，也属于误治。

狐惑之为病，状如伤寒，默默欲眠，目不得闭，卧起不安。蚀于
喉为惑，蚀于阴为狐。不欲饮食，恶闻食臭。其面目乍赤、乍黑、乍白。
蚀于上部则声喝（一作嗄），甘草泻心汤主之。

患上狐惑病，症状和伤寒病类似，无精打采却不得安睡，坐卧难安。咽喉
部溃烂称为惑，前后二阴溃烂称为狐。病人食欲不佳，讨厌闻到食物的气味。
面部和眼睛的颜色也在红、黑、白间变幻不定。如果是咽喉部溃烂，则声音
会嘶哑，可以服用甘草泻心汤治疗。

甘草泻心汤方

甘草四两 黄芩 人参 干姜各三两 黄连一两 大枣十二枚 半夏半升

上七味，水一斗，煮取六升，去滓，再煎，温服一升，日三服。

甘草泻心汤方

把甘草、黄芩、人参、干姜、黄连、大枣、半夏七种药，用十升
水煎煮，在水剩六升的时候去掉药渣，继续煎煮，直到水剩三升时，
每次温服一升，每天服用三次。

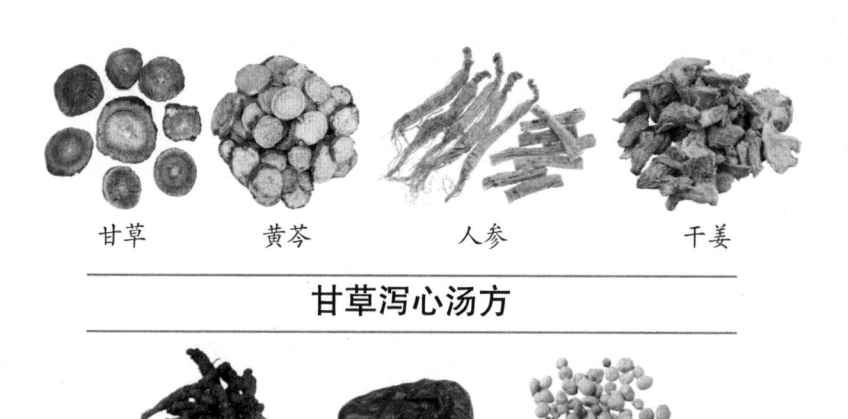

甘草　　　黄芩　　　人参　　　干姜

甘草泻心汤方

黄连　　　大枣　　　半夏

蚀于下部则咽干，苦参汤洗之。

受狐惑病虫毒侵蚀而前阴溃烂的病人会有咽喉干燥的症状出现，可以用苦参汤熏洗。

苦参汤方
苦参一升
以水一斗，煎取七升，去滓，熏洗，日三服。

苦参汤方

苦参用十升水煎煮，在水剩七升的时候去掉药渣，熏洗前阴出问题的地方，每天三次。

蚀于肛者，雄黄熏之。

受狐惑病虫毒侵蚀而肛门溃烂的病人，可以用雄黄熏。

雄黄熏方
上一味为末，筒瓦二枚合之，烧，向肛熏之。

雄黄熏方

把雄黄捣成药末，在两个瓦合成一个的筒瓦里烧，然后用雄黄烟
对着肛门那里外熏。

病者脉数，无热，微烦，默默但欲卧，汗出，初得之三四日，目
赤如鸠眼；七八日，目四眦（一本此有黄字）黑。若能食者，脓已成也，赤
豆当归散主之。

病人出现数脉，但没有恶寒发热的症状，略微烦躁，却又没有精神想要睡
觉，出汗，刚开始的三四天病人眼睛发红，像斑鸠的眼睛一样；到七八天的
时候两眼的内外眼角变黑。如果病人此时能吃东西，说明形成了痈脓，可以
服用赤小豆当归散治疗。

赤豆当归散方

赤小豆三升（浸，令芽出，曝干） 当归三两

上二味，杵为散，浆水服方寸匕，日三服。

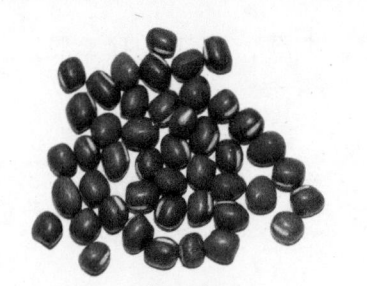

赤小豆

赤豆当归散方

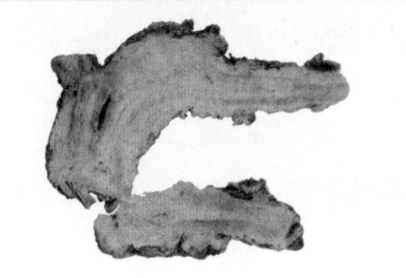

当归

赤豆当归散方

把赤小豆和当归两种药捣成细末，用浆水送服一方寸匕（2g左右），每天服用三次。

阳毒之为病，面赤斑斑如锦文，咽喉痛，吐脓血。五日可治，七日不可治，升麻鳖甲汤主之。

阳毒病的症状表现为，病人脸部出现红色斑块，像丝织品上的花纹，咽喉疼痛，咳吐脓血。如果病情较短在五天以内，比较容易治疗；如果病情超过了七天，则较难治愈，可以用升麻鳖甲汤治疗。

阴毒之为病，面目青，身痛如被杖，咽喉痛，五日可治，七日不可治，升麻鳖甲汤去雄黄蜀椒主之。

阴毒病的症状表现为，病人脸部和双眼发青，全身疼痛就像被棍子打过一样，咽喉也疼。如果病情较短在五天以内，比较容易治疗；如果病情超过了七天，则较难治愈，可以服用升麻鳖甲汤去雄黄、蜀椒治疗。

升麻鳖甲汤方

升麻二两 当归一两 蜀椒一两（炒去汗） 甘草二两 鳖甲手指大一片（炙） 雄黄半两（研）

上六味，以水四升，煮取一升，顿服之，老小再服，取汗。

升麻鳖甲汤方

把升麻、当归、蜀椒、甘草、雄黄、鳖甲六味药，用四升水煎煮，在水剩一升的时候一次服完，如果是老人和小孩分成两次服，能出汗就可以。

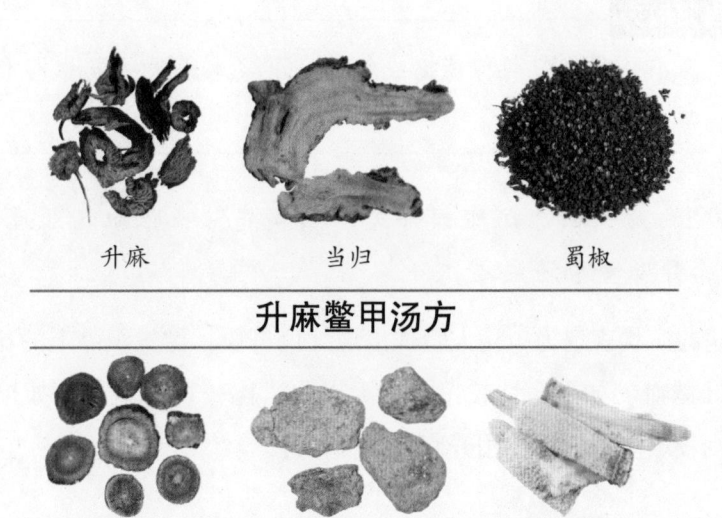

升麻   当归   蜀椒

升麻鳖甲汤方

甘草   雄黄   鳖甲

疟病脉证并治第四

证二条　方六首

师曰：疟脉自弦，弦数者多热，弦迟者多寒。弦小紧者下之差；弦迟者可温之；弦紧者可发汗、针灸也；浮大者可吐之；弦数者风发也，以饮食消息止之。

老师说：疟病，多出现弦脉，脉象弦而兼数则发热重，脉象弦而兼迟则恶寒重。治疗过程中，脉象弦又稍紧的，应该用攻下法治疗；弦迟的应该用温热药治疗；弦紧的应该用发汗、针灸的方法治疗；浮大的应该用催吐法治疗；外感风邪而发热，脉象弦数的，应该用合理的饮食进行调理。

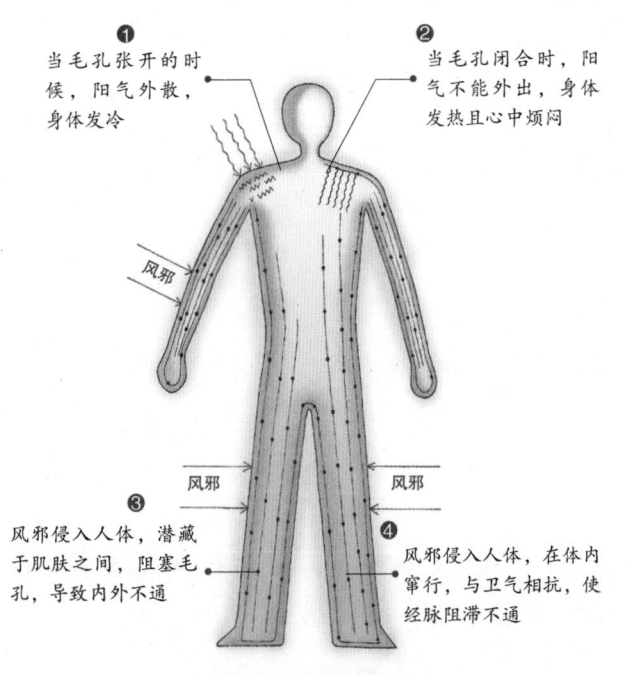

❶当毛孔张开的时候，阳气外散，身体发冷

❷当毛孔闭合时，阳气不能外出，身体发热且心中烦闷

风邪

❸风邪侵入人体，潜藏于肌肤之间，阻塞毛孔，导致内外不通

风邪　风邪

❹风邪侵入人体，在体内窜行，与卫气相抗，使经脉阻滞不通

风邪对人体的伤害

病疟，以月一日发，当以十五日愈；设不差，当月尽解；如其不差，当如何？师曰：此结为癥瘕，名曰疟母，急治之，宜鳖甲煎丸。

　　患上疟病，如果在当月的初一发病，则应该在十五那天痊愈；如果那天并未痊愈，也该在本月内痊愈；如果还是没能痊愈，又是什么原因呢？老师回答：这表明疟疾和淤血在肋下形成了痞块，叫作疟母，须当立即治疗，可以服用鳖甲煎丸治疗。

鳖甲煎丸方

　　鳖甲十二分（炙）　乌扇三分（烧）　黄芩三分　柴胡六分　鼠妇三分（熬）干姜三分　大黄三分　芍药五分　桂枝三分　葶苈一分（熬）　石韦三分（去毛）　厚朴三分　牡丹五分（去心）　瞿麦二分　紫葳三分　半夏一分　人参一分　䗪虫五分（熬）　阿胶三分（炙）　蜂窠四分（熬）　赤硝十二分　蜣螂六分（熬）　桃仁二分

　　上二十三味，为末，取煅灶下灰一斗，清酒一斛五斗，浸灰，候酒尽一半，着鳖甲于中，煮令泛烂如胶漆，绞取汁，内诸药，煎为丸，如梧子大，空心服七丸，日三服。（《千金方》用鳖甲十二片，又有海藻三分、大戟一分、䗪虫五分，无鼠妇、赤硝二味，以鳖甲煎和诸药为丸）

鳖甲煎丸方

　　把鳖甲、乌扇、黄芩、柴胡、鼠妇、干姜、大黄、芍药、桂枝、葶苈、石韦、厚朴、牡丹、瞿麦、紫葳、半夏、人参、䗪虫、阿胶、蜂窠、赤硝、蜣螂、桃仁这二十三种药，研磨成粉末，刮一斗灶下灰，放在十五斗清酒中，用酒泡下灰，等到酒少一半的时候放入鳖甲，煮到鳖甲烂得像胶漆一样，绞取出药汁，放进其他药物，混匀，再煎，制成梧桐子那么大的药丸，每次饭前空腹的状态下吃七丸，每天三次。

　　师曰：阴气孤绝，阳气独发，则热而少气烦冤，手足热而欲呕，名曰瘅疟。若但热不寒者，邪气内藏于心，外舍分肉之间，令人消铄脱肉。

温疟者，其脉如平，身无寒但热，骨节疼烦，时呕，白虎加桂枝汤主之。

老师说：如果阴液亏损，阳热独盛，就会表现出高热、气短、烦闷不舒、四肢发热、想吐的症状，这种疟病称为瘅疟。如果只是发热但并不怕冷，则是因为邪热侵入了脏腑，同时又外散于体表肌肉之间，内外皆热，于是令人身体消瘦。

得了温疟的患者，脉象不弦，平和得像正常人一样，全身发热而且不怕冷，关节剧烈疼痛，频繁呕吐，适合用白虎加桂枝汤治疗。

白虎加桂枝汤方

知母六两 甘草二两（炙） 石膏一斤 粳米二合 桂枝三两（去皮）

上剉，每五钱，水一盏半，煎至八分，去滓，温服，汗出愈。

白虎加桂枝汤方

把知母、甘草、石膏、粳米、桂枝五种药剉成末，每有五钱药就加一杯半的水，煎煮到剩八成的时候去掉药渣，一次温服，能够出汗则可以痊愈。

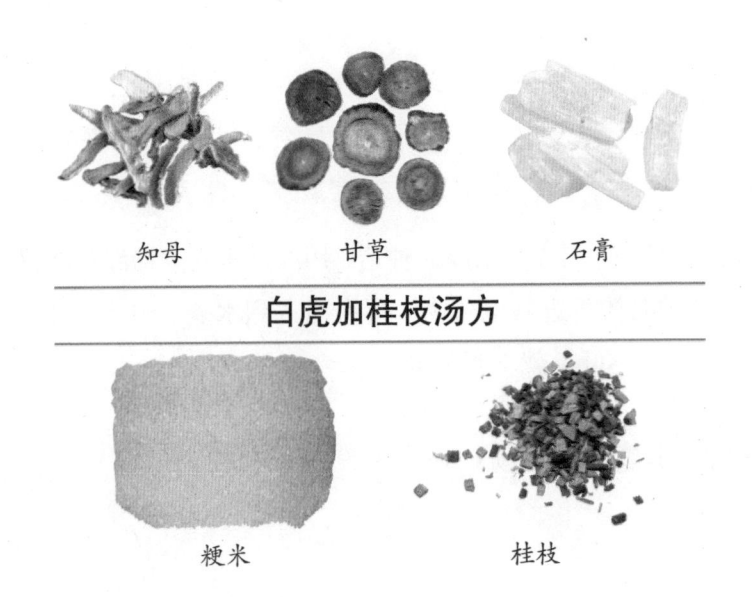

知母　　　　　甘草　　　　　石膏

白虎加桂枝汤方

粳米　　　　　桂枝

疟多寒者，名曰牝疟，蜀漆散主之。

怕冷的症状更加严重的疟病，叫作牝疟，可以用蜀漆散治疗。

蜀漆散方

蜀漆（烧去腥） 云母（烧二日夜） 龙骨等分

上三味，杵为散，未发前，以浆水服半钱。温疟加蜀漆半分，临发时，服一钱匕。（一方云母作云实）

蜀漆散方

把蜀漆、云母、龙骨三种药，捣成细末，在疟病的寒热没有发作之前，用浆水送服半钱。如果是温疟，再加半分蜀漆，在寒热快要发作的时候服用一钱匕。

附《外台秘要》方

牡蛎汤：治牝疟。

牡蛎汤：可以治疗牝疟。

牡蛎四两（熬） 麻黄四两（去节） 甘草二两 蜀漆三两

上四味，以水八升，先煮蜀漆、麻黄，去上沫，得六升，内诸药，煮取二升。温服一升。若吐，则勿更服。

把牡蛎、麻黄、甘草、蜀漆四种药，用八升水先煮蜀漆和麻黄，去掉浮沫，在水剩六升的时候放进其他药物，再次煎煮到水剩二升。每次温服一升。如果服过之后发生呕吐，就不要再服。

柴胡去半夏加栝蒌汤：治疟病发渴者，亦治劳疟。

柴胡去半夏加栝蒌汤：可以治疗疟病口渴明显的病人，也可以治疗劳疟。

柴胡八两　人参　黄芩　甘草各三两　栝蒌根四两　生姜二两　大枣十二枚

上七味，以水一斗二升，煮取六升，去滓，再煎取三升。温服一升，日二服。

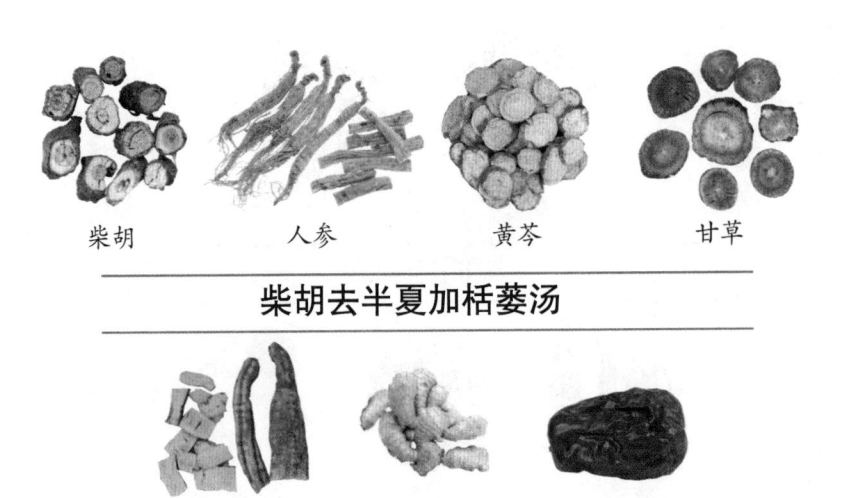

柴胡　　人参　　黄芩　　甘草

柴胡去半夏加栝蒌汤

栝蒌根　　生姜　　大枣

把柴胡、人参、黄芩、甘草、栝蒌根、生姜、大枣七种药，用一斗二升水煎煮，在水剩六升的时候去掉药渣，再次煎煮至水剩三升。每次温服一升，每天服两次。

柴胡桂姜汤：治疟寒多，微有热，或但寒不热。（服一剂如神）

柴胡桂姜汤：治疗怕冷明显，轻微发热，或者只是怕冷但不发热的病人。

柴胡半斤　桂枝三两（去皮）　干姜二两　栝蒌根四两　黄芩三两　牡蛎三两（熬）甘草二两（炙）

上七味，以水一斗二升，煮取六升，去滓，再煎服三升。温服一升，日三服。初服微烦，复服汗出，便愈。

把柴胡、桂枝、干姜、黄芩、栝蒌根、牡蛎、甘草七种药，用一斗二升水煎煮，在水剩六升的时候去掉药渣，再次煎煮至水剩三升。每次温服一升，每天三次。首次服药后有轻微心烦的感觉，下次再服之后出汗即可痊愈。

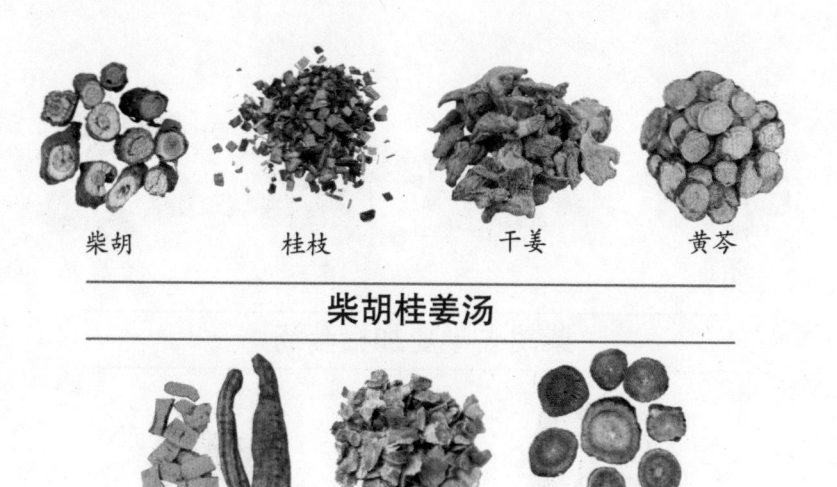

柴胡　　　桂枝　　　干姜　　　黄芩

柴胡桂姜汤

栝蒌根　　　牡蛎　　　甘草

中风历节病脉证并治第五

论一首 脉证三条 方十二首

夫风之为病，当半身不遂。或但臂不遂者，此为痹。脉微而数，中风使然。

风病的症状表现，应当是半边身体不能随便转动。如果只有胳膊不能正常活动，则是痹症。脉象微且数，是感受风邪导致了中风。

寸口脉浮而紧，紧则为寒，浮则为虚；寒虚相搏，邪在皮肤；浮者血虚，络脉空虚；贼邪不泻，或左或右；邪气反缓，正气即急，正气引邪，㖞僻不遂。

邪在于络，肌肤不仁；邪在于经，即重不胜；邪入于腑，即不识人；邪入于脏，舌即难言，口吐涎。

寸口脉出现浮紧之象，紧脉是受了外寒，浮脉是卫气不足，主里虚。外寒和里虚相互搏结，致使外邪停留于肌肤。浮脉的患者血虚，导致络脉空虚，外邪侵入后停滞不去，乘虚居于身体的左侧或右侧。受邪的那一侧，络脉痹阻，所以松弛舒缓，而正气旺盛的那一侧，反见紧张拘挛，无邪的一侧牵引有邪的一侧，出现口眼向一边歪斜的症状。

邪气留在络脉，则肌肤麻木不仁；邪气留在经脉，则四肢沉重无力；邪气侵入六腑，则神志不清，无法识人；邪气侵入五脏，则说话困难，口流涎水。

侯氏黑散：治大风，四肢烦重，心中恶寒不足者。（《外台》治风癫）

侯氏黑散：可以治疗得了大风病症，四肢很沉重、阳气不足、胸脘部觉得寒冷的病人。

菊花四十分 白术十分 细辛三分 茯苓三分 牡蛎三分 桔梗八分 防风十分 人参三分 矾石三分 黄芩三分 当归三分 干姜三分 芎䓖三分 桂枝三分

上十四味，杵为散，酒服方寸匕，日一服，初服二十日，温酒调服，禁一切鱼肉大蒜，常宜冷食，六十日止，即药积在腹中不下也。热食即下矣，冷食自能助药力。

把菊花、白术、细辛、茯苓、牡蛎、桔梗、防风、人参、矾石、黄芩、当归、干姜、川芎、桂枝这十四味药，捣成细末，用酒送服一方寸匕，每天一次，在服药的前二十天里用温酒冲调，一切的鱼肉大蒜都不要吃，应该多吃寒性食物，服药六十天再停止，这样药物就可以留在体内持续发挥作用而不会排出体外。热食会使药力耗散，冷食则可以辅助药力发挥。

寸口脉迟而缓，迟则为寒，缓则为虚；荣缓则为亡血，卫缓则为中风。邪气中经则身痒而瘾疹；心气不足，邪气入中，则胸满而短气。

寸口脉呈现迟缓的脉象，脉迟表示感到了寒邪，脉缓表示亏虚。沉而缓表示营气亏虚，有伴有血虚，浮而缓表示卫气不足，容易受到风邪侵袭。外面的寒邪侵入了肌表，会全身发痒而患上风疹；胸中心气不足，又受到外邪侵入，就会出现胸满短气的症状。

风引汤：除热瘫痫。

风引汤：可以治疗风瘫和癫痫出现抽搐的病人。

大黄 干姜 龙骨各四两 桂枝三两 甘草 牡蛎各二两 寒水石 滑石 赤石脂 白石脂 紫石英 石膏各六两

上十二味，杵，粗筛，以韦囊盛之，取三指撮，井花水三升，煮三沸，温服一升。（治大人风引，少小惊痫瘛疭，日数十发，医所不疗，除热方。巢氏云，脚气宜风引汤）

把大黄、干姜、龙骨、桂枝、甘草、牡蛎、寒水石、滑石、赤石脂、白石脂、紫石英、石膏这十二味药捣碎，粗粗地筛，盛放在皮质药袋里，每次服三指撮的量，用三升早晨第一次汲取的井水煎煮，在水开三次之后每次温服一升。

防己地黄汤：治病如狂状，妄行，独语不休，无寒热，其脉浮。

防己地黄汤：用来治疗狂躁不安，行为反常，无休止地胡言乱语，没有恶寒发热，但脉象浮的病人。

防己一分 桂枝三分 防风三分 甘草二分

上四味，以酒一杯，渍之一宿，绞取汁。生地黄二斤，㕮咀，蒸之如斗米饭久，以铜器盛其汁，更绞地黄汁，和分再服。

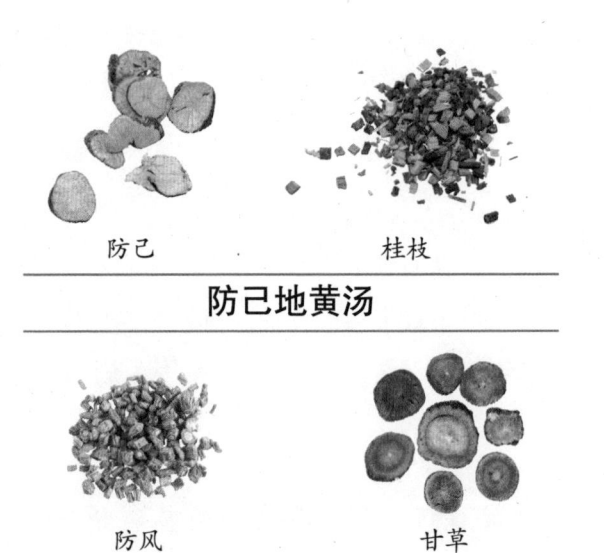

防己　　　　　　　桂枝

防己地黄汤

防风　　　　　　　甘草

把防己、桂枝、防风、甘草这四味药，用一杯酒浸泡一晚上的时间，绞取药汁。把二斤生地黄切碎，蒸将近一斗米蒸熟的时间，同样绞取药汁，把药汁盛放在铜器里，把两者混合，分成两次服用。

头风摩散方

大附子一枚（炮） 盐等分

上二味为散，沐了，以方寸匕，已摩疢上，令药力行。

把大附子和盐这两味药研成细末，用温水洗头，洗完之后取一方寸匕涂抹在病处，轻轻按摩，以发挥药力。

寸口脉沉而弱，沉即主骨，弱即主筋。沉即为肾，弱即为肝。汗出入水中，如水伤心。历节黄汗出，故曰历节。

寸口部脉象沉而弱，脉沉表示是骨病，脉弱表示是筋病。脉沉表示肾亏，脉弱表示肝虚。因为出汗的时候沾了凉水，水湿由血脉伤了心气。全身关节都疼痛，并且溢出像汗一样的黄水，称为历节病。

趺阳脉浮而滑，滑则谷气实，浮则汗自出。

脚面的趺阳脉脉象浮而滑，脉滑表示胃气盛，脉浮表示汗出。

少阴脉浮而弱，弱则血不足，浮则为风，风血相搏，即疼痛如掣。盛人脉涩小，短气，自汗出，历节疼，不可屈伸，此皆饮酒汗出当风所致。

少阴脉的脉象浮而弱，脉弱表示阴血亏虚，脉浮表示感受风邪，血虚和风邪相互搏结，就会产生关节牵拽一样的疼痛。身体肥胖但虚弱的人脉象涩小，并且气短、自汗、关节疼痛，不能屈伸，这都是因为酒喝多了之后出了汗受了风邪导致的。

诸肢节疼痛，身体魁羸，脚肿如脱，头眩短气，温温欲吐，桂枝芍药知母汤主之。

　　身体许多关节疼痛，身体瘦弱，小腿肿胀麻木，想要和身体脱离一样，头晕目眩，气短，心里郁闷不适，想要呕吐，这样的病人可以用桂枝芍药知母汤治疗。

桂枝芍药知母汤方

桂枝_{四两} 芍药_{三两} 甘草_{二两} 麻黄_{二两} 生姜_{五两} 白术_{五两} 知母_{四两} 防风_{四两} 附子二枚（炮）

上九味，以水七升，煮取二升，温服七合，日三服。

桂枝芍药知母汤方

　　把桂枝、芍药、甘草、麻黄、生姜、白术、知母、防风、附子这九味药，用七升水煎煮，在水剩二升的时候温服七合，每天服三次。

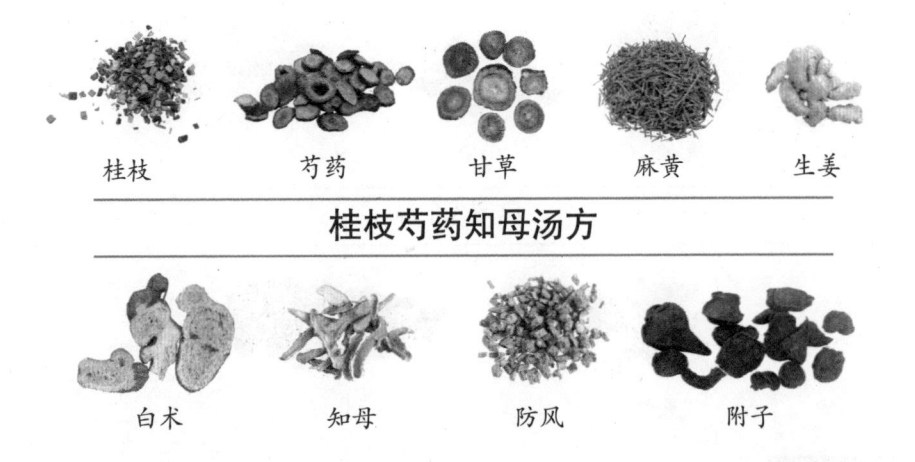

桂枝　　芍药　　甘草　　麻黄　　生姜

桂枝芍药知母汤方

白术　　知母　　防风　　附子

　　味酸则伤筋，筋伤则缓，名曰泄。咸则伤骨，骨伤则痿，名曰枯。枯泄相搏，名曰断泄。荣气不通，卫不独行，荣卫俱微，三焦无所御，四属断绝，身体羸瘦，独足肿大，黄汗出，胫冷。假令发热，便为历节也。

酸味食用过量会伤筋，伤筋则肢体不能运用自如，称为"泄"。咸味食用过多会伤骨，伤骨则会疲软无力，没办法站立，称为"枯"。筋骨都伤，称为"断泄"。荣气运行不畅，卫气运行失职，荣卫皆虚，三焦的功能都失常，全身的营养都不足，身体渐渐消瘦，只有足部却肿大，全身出黄汗，关节部位发冷，是黄汗病。如果关节部位流黄汗却发热，则是历节病。

病历节，不可屈伸，疼痛，乌头汤主之。

病人得了历节病，关节无法屈伸，疼痛难忍，可以用乌头汤治疗。

乌头汤方：治脚气疼痛，不可屈伸。

麻黄 芍药 黄芪各三两 甘草三两（炙） 川乌五枚（咬咀，以蜜二升，煎取一升，即出乌头）

上五味，咬咀四味，以水三升，煮取一升，去滓，内蜜煎中更煎之，服七合。不知，尽服之。

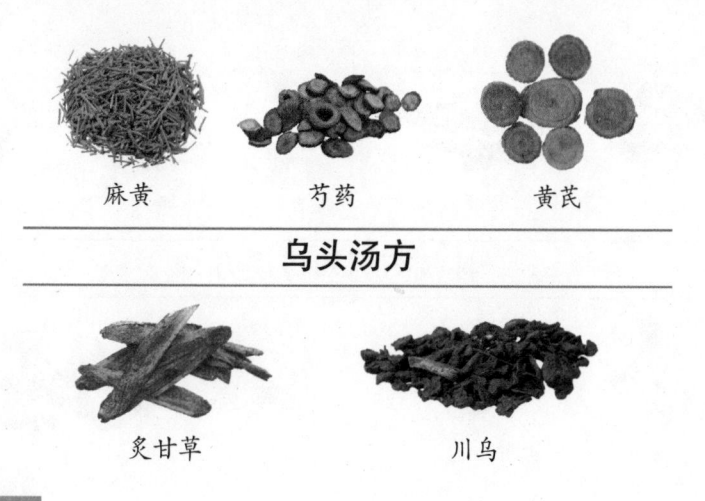

麻黄　　　　芍药　　　　黄芪

乌头汤方

炙甘草　　　　川乌

乌头汤方

把麻黄、芍药、黄芪、甘草、川乌这五味药，将除乌头外其他四味药切片，用三升水煎煮，在水剩一升的时候去掉药渣，放入用乌头煎煮好的蜜煎中，继续煎煮一下。每次服用七合。如果不见什么效果，就把剩下的药全服了。

矾石汤：治脚气冲心。

矾石汤：用来治疗有心悸、气喘、呕吐这些症状的脚气病人。

矾石二两

上一味，以浆水一斗五升，煎三五沸，浸脚良。

把矾石用一斗五升浆水煎煮，在水开三至五次后，用药汁泡脚，会有不错的效果。

附方

《古今录验》续命汤：治中风痱，身体不能自收，口不能言，冒昧不知痛处，或拘急不得转侧。（姚云：与大续命同，煎治妇人产后去血者及老人、小儿）

《古今录验》续命汤：用来治疗中风经络之证，身体不能自由活动，说不了话，不清楚哪里疼痛，或者拘急疼痛的病人。

麻黄 桂枝 当归 人参 石膏 干姜 甘草各三两 芎䓖一两 杏仁四十枚

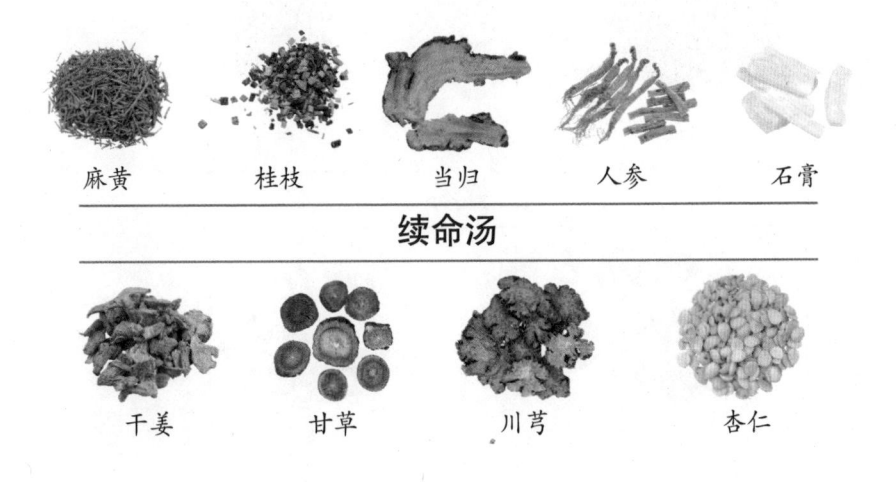

麻黄　　桂枝　　当归　　人参　　石膏

续命汤

干姜　　甘草　　川芎　　杏仁

　　上九味，以水一斗，煮取四升。温服一升，当小汗，薄复脊，凭几坐，汗出则愈，不汗更服。无所禁，勿当风。并治但伏不得卧，咳逆上气，面目浮肿。

　　把麻黄、桂枝、当归、人参、石膏、干姜、甘草、川芎、杏仁这九味药，用一斗水煎煮，至水剩四升。每次温服一升，服用之后应该轻微出汗，在脊背上盖上薄衣服或者被子，然后靠着桌子坐好，汗出透就痊愈了；如果没能出汗，就再服一次。没有什么特别需要注意的地方，就是不要受风。这个方子也可以治疗仰卧时会呼吸困难，趴着的时候略微缓解，咳嗽气喘，面目浮肿的病症。

　　《千金》三黄汤：治中风，手足拘急，百节疼痛，烦热心乱，恶寒，经日不欲饮食。

　　《千金》三黄汤：用来治疗受了风邪导致的手足拘挛，全身肢节疼痛，心里烦乱发热，怕冷，连续几天不想吃东西的病人。

　　麻黄五分　独活四分　细辛二分　黄芪二分　黄芩三分

　　上五味，以水六升，煮取二升。分温三服，一服小汗，二服大

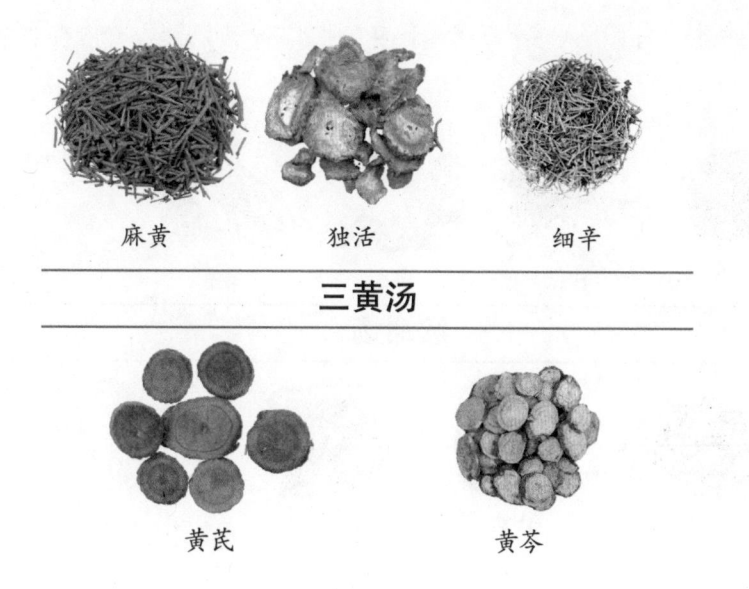

麻黄　　　　独活　　　　细辛

三黄汤

黄芪　　　　黄芩

汗。心热加大黄二分，腹满加枳实一枚，气逆加人参三分，悸加牡蛎
三分，渴加栝蒌根三分，先有寒加附子一枚。

把麻黄、独活、细辛、黄芪、黄芩这五味药，用六升水煎煮，至水剩二升。
分成三次温服，第一次服用应该会轻微出汗，第二次则汗液增多。如果还有
胃肠实热的症状，在药方中加二分大黄，腹部胀满的加一枚枳实，气上逆的
加三分人参，心悸不安的加三分牡蛎，口渴的加三分栝蒌根，身体本就虚寒
的加一枚附子。

《近效方》术附子汤：治风虚头重眩苦极，不知食味，暖肌补中，
益精气。

《近效方》术附子汤：用来治疗阳虚受寒，头重晕眩，十分痛苦，食不知
味的病人，有补益精气的效果。

白术二两 附子一枚半（炮，去皮） 甘草一两（炙）
上三味，剉，每七钱匕，姜五片，枣一枚。水盏半，煎七分，去滓，
温服。

把白术、附子、甘草三味药剉成细末，每取五钱匕就加入生姜五片，大枣
一枚。用一杯半水煎煮，在水剩七分的时候去掉药渣，温服。

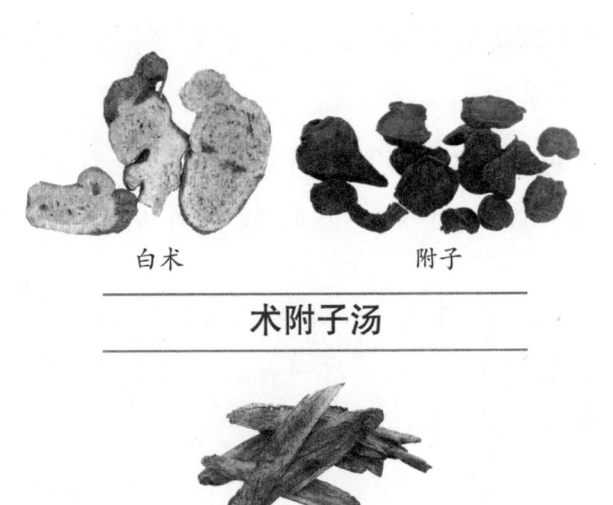

白术　　　　　附子

术附子汤

炙甘草

崔氏八味丸：治脚气上入，少腹不仁。

崔氏八味丸：用来治疗寒湿之气上逆，小腹麻木的脚气病病人。

干地黄八两 山茱萸 薯蓣各四两 泽泻 茯苓 牡丹皮各三两 桂枝 附子各一两（炮）

上八味，末之，炼蜜和丸梧子大。酒下十五丸。日再服。

把干地黄、山茱萸、薯蓣、泽泻、茯苓、牡丹皮、桂枝、附子这八味药，研成细末，放入加热的蜂蜜中炼蜜制成像梧桐子一样大小的药丸，每次用酒送服十五丸，每天两次。

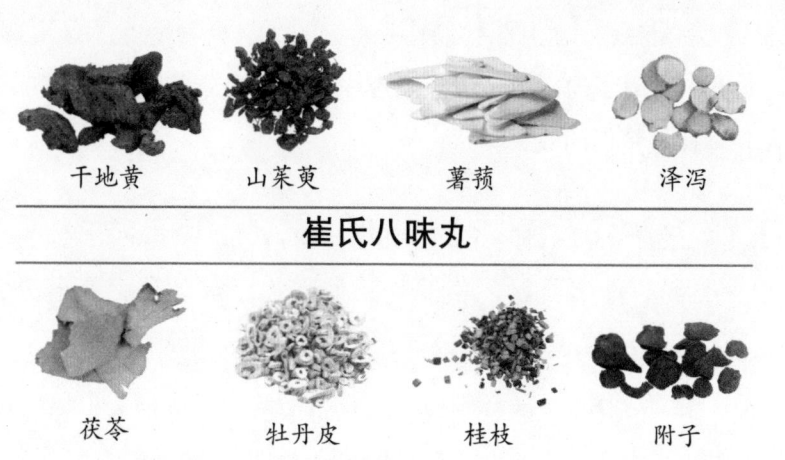

干地黄　　　　山茱萸　　　　薯蓣　　　　泽泻

崔氏八味丸

茯苓　　　　牡丹皮　　　　桂枝　　　　附子

《千金方》越婢加术汤：治肉极，热则身体津脱，腠理开，汗大泄，厉风气，下焦脚弱。

《千金方》越婢加术汤：用来治疗身体消瘦、乏力，发热后大量出汗导致损伤津液，腠理开泄，出汗较多，从而导致厉风气，下肢疲软无力的病人。

麻黄六两 石膏半斤 生姜三两 甘草二两 白术四两 大枣十五枚

上六味，以水六升，先煮麻黄，去上沫，内诸药，煮取三升，分温三服。恶风加附子一枚，炮。

把麻黄、石膏、生姜、甘草、白术、大枣这六味药，用六升水煎煮，先煮麻黄，去掉其浮沫，然后放入其他药物，煎煮到水剩三升，分成三次温服。如果有怕风症状的话加一枚炮制好的附子同煮。

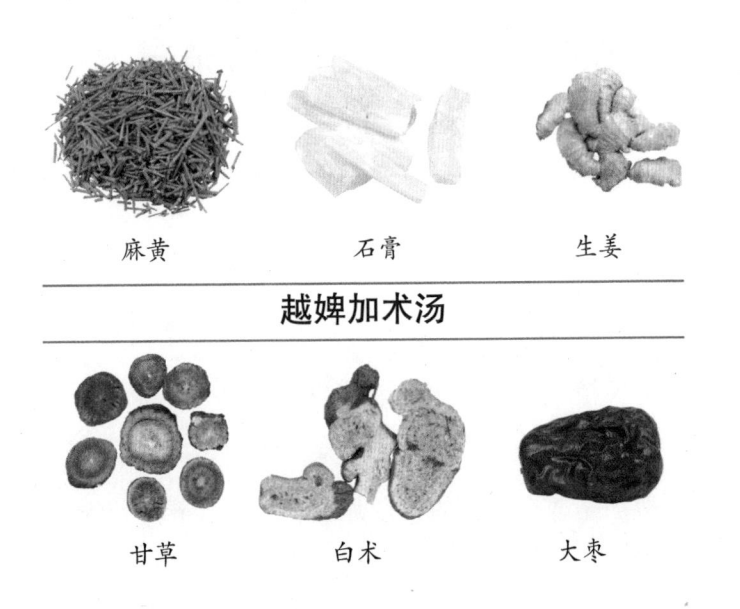

麻黄　　　　　　石膏　　　　　　生姜

越婢加术汤

甘草　　　　　　白术　　　　　　大枣

血痹虚劳病脉证并治第六

论一首 脉证九条 方九首

问曰：血痹病从何得之？师曰：夫尊荣人，骨弱肌肤盛，重因疲劳汗出，卧不时动摇，加被微风，遂得之。但以脉自微涩在寸口，关上小紧，宜针引阳气，令脉和紧去则愈。

有人问：血痹病是怎么患上的？老师回答：平常养尊处优、好逸恶劳的人，虽然肌肤饱满但筋骨脆弱，只要稍微劳动就会疲劳、出汗，难以入眠，总是翻身，再加上受到风邪入侵，就会形成血痹病。如果寸口部脉象微涩，关脉微紧，用针刺法导引阳气，使气血通畅，脉象平和不紧，即可痊愈。

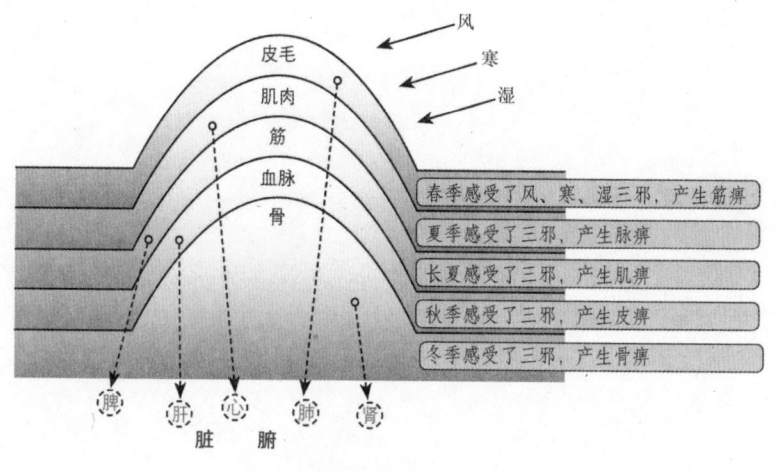

四时痹病的发生

血痹阴阳俱微，寸口关上微，尺中小紧，外证身体不仁，如风痹状，黄芪桂枝五物汤主之。

患上血痹病的病人，寸部、关部脉象微，尺部脉象稍紧，症状表现在外则是身体麻木不仁，如同风痹病的症状一样，可以用黄芪桂枝五物汤治疗。

黄芪桂枝五物汤方

黄芪三两 芍药三两 桂枝三两 生姜六两 大枣十二枚

上五味，以水六升，煮取二升。温服七合，日三服。（一方有人参）

黄芪桂枝五物汤方

把黄芪、芍药、桂枝、生姜、大枣这五味药，用六升水煎煮，至水剩二升。每次温服七合，每天三次。

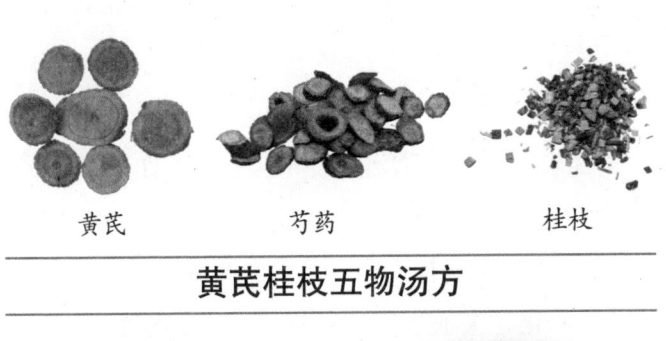

黄芪　　芍药　　桂枝

黄芪桂枝五物汤方

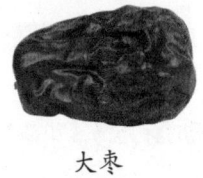

生姜　　大枣

夫男子平人，脉大为劳，极虚亦为劳。

男子面色薄者，主渴及亡血，卒喘悸，脉浮者，里虚也。

男子脉虚沉弦，无寒热，短气里急，小便不利，面色白，时目瞑，兼衄，少腹满，此为劳使之然。

男子从外表看上去没有明显症状，但出现了脉象浮大无力的情况，属于虚劳病；如果脉象极虚，也是虚劳病。

男子脸色苍白，并且有口渴、贫血的症状，表明血虚，只要稍微活动就会感到心悸气喘，脉象浮而无力，表示里虚。

男子脉象虚弱且弦而无力，没有发热怕冷的表现，但呼吸短促，腹部拘急，小便不畅，脸色苍白，常常目眩，流鼻血，小腹胀满，这些都属于虚劳病引发的症状。

> 劳之为病，其脉浮大，手足烦，春夏剧，秋冬瘥，阴寒精自出，酸削不能行。
>
> 男子脉浮弱而涩，为无子，精气清冷（一作泠）。

虚劳病的症状表现为，脉象浮大无力，手脚心烦热，春夏季尤其严重，秋冬时则减轻，前阴寒冷，出现滑精的情况，双腿酸软，行走困难。

男子脉象浮弱而涩，是不能成胎的脉象，原因是精液清少且凉。

> 夫失精家少腹弦急，阴头寒，目眩（一作目眶痛），发落，脉极虚芤迟，为清谷，亡血，失精。脉得诸芤动微紧，男子失精，女子梦交，桂枝加龙骨牡蛎汤主之。

平常有遗精情况的人，小腹拘急，阴茎头部寒凉，看东西发花，脱发，脉象虚而芤迟，和完谷不化、失血、精液耗损相关。如果脉象芤动或微紧，男子的话则患有梦遗，女子的话则患有梦交，可以用桂枝加龙骨牡蛎汤治疗。

桂枝加龙骨牡蛎汤方（《小品》云：虚弱浮热汗出者除桂，加白微、附子各三分，故曰二加龙骨汤）

桂枝 芍药 生姜各三两 甘草二两 大枣十二枚 龙骨 牡蛎各三两

上七味，以水七升，煮取三升，分温三服。

桂枝加龙骨牡蛎汤方

把桂枝、芍药、生姜、甘草、大枣、龙骨、牡蛎这七味药，用七升水煎煮，在水剩三升时，分成三次温服。

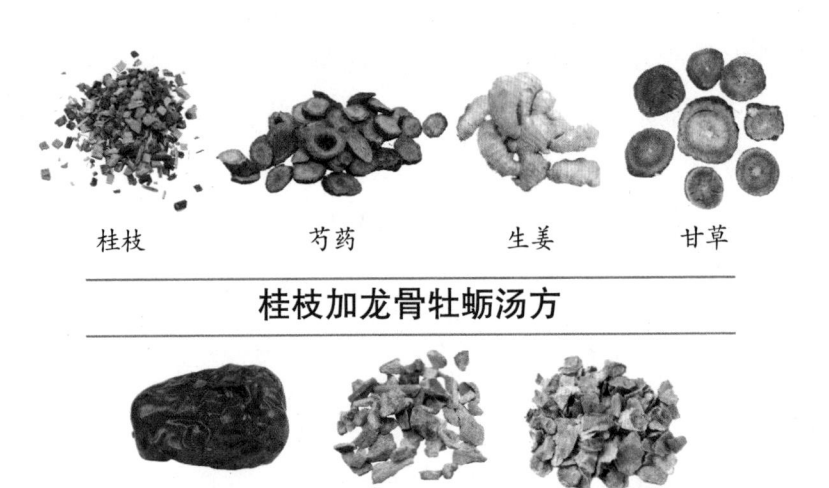

桂枝　　　芍药　　　生姜　　　甘草

桂枝加龙骨牡蛎汤方

大枣　　　龙骨　　　牡蛎

天雄散方

天雄三两（炮）　白术八两　桂枝六两　龙骨三两

上四味，杵为散，酒服半钱匕，日三服，不知，稍增之。

天雄散方

　　把天雄、白术、桂枝、龙骨这四味药，捣成细末，每次用酒送服半钱匕，每天三次，服药以后没什么效果的话，就稍微增大药量。

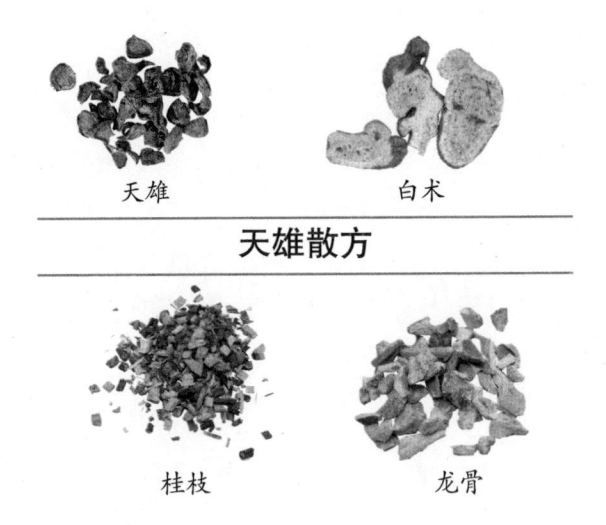

天雄　　　　　白术

天雄散方

桂枝　　　　　龙骨

男子平人，脉虚弱细微者，善盗汗也。

人年五六十，其病脉大者，痹夹背行，苦肠鸣，马刀侠瘿者，皆为劳得之。

男子外表看上去和正常人一样，但脉象却虚弱且细微，则会有睡觉时常有盗汗的情况出现。

人到了五六十岁的时候，脉象虚大，脊背有麻木感，如果腹中出现肠鸣，腋下或颈边有结核状的肿胀，多半是由虚劳引起的。

脉沉小迟，名脱气，其人疾行则喘喝，手足逆寒，腹满，甚则溏泄，食不消化也。

脉弦而大，弦则为减，大则为芤，减则为寒，芤则为虚，虚寒相搏，此名为革。妇人则半产漏下，男子则亡血失精。

脉象沉且稍迟，这种病症称为脱气。病人快步行走就会气喘，四肢冰凉，小腹胀满，严重的还会有腹泻、饮食不消化的症状出现。

脉象弦而大，弦脉重按则减弱，表明有寒症，大脉中空像芤脉一样，表明有虚证，两种脉象同时出现，称为革脉。妇人遇到革脉多有小产、漏下的病症，男子遇到革脉则多有亡血或遗精的病症。

虚劳里急，悸，衄，腹中痛，梦失精，四肢酸疼，手足烦热，咽干口燥，小建中汤主之。

患上虚劳病，症状有小腹拘急，心悸，鼻出血，小腹疼痛，梦遗失精，四肢酸痛，手足心烦热，咽干口燥的，可以服用小建中汤治疗。

小建中汤方

桂枝三两（去皮）甘草三两（炙）大枣十二枚 芍药六两 生姜二两 胶饴一升

上六味，以水七升，煮取三升，去渣，内胶饴，更上微火消解，温服一升，日三服。（呕家不可用建中汤，以甜故也）

小建中汤方

把桂枝、甘草、大枣、芍药、生姜、胶饴这六味药，用七升水煎煮，在水剩三升的时候去掉药渣，加入胶饴，用小火使它溶解，每次温服一升，每天三次。

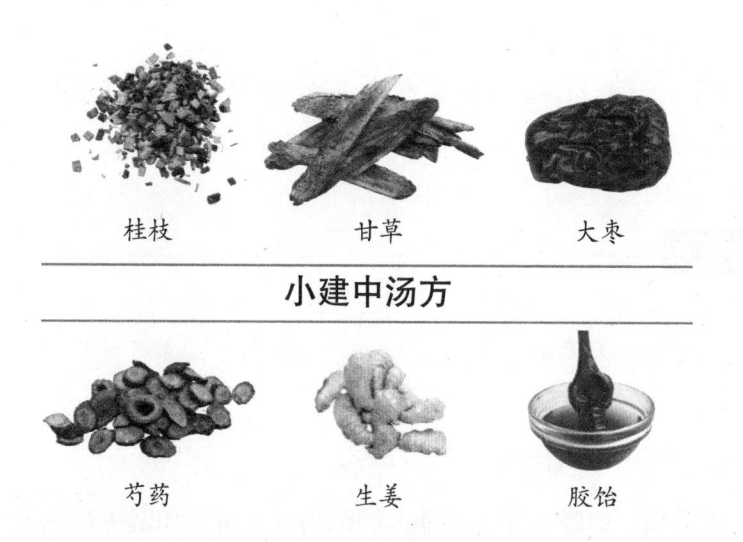

桂枝　　　　　甘草　　　　　大枣

小建中汤方

芍药　　　　　生姜　　　　　胶饴

虚劳里急，诸不足，黄芪建中汤主之。（于小建中汤内加黄芪一两半，余依上法。气短胸满者加生姜；腹满者去枣，加茯苓一两半；及疗肺虚损不足，补气加半夏三两）

患上虚劳病，症状出现腹中拘急，阴阳气血都不足的病人，可以服用黄芪建中汤治疗。

虚劳腰痛，少腹拘急，小便不利者，八味肾气丸主之。（方见脚气中）

患上虚劳病，腰疼，小腹拘急，小便不畅的病人，可以用八味肾气丸主治。

> 虚劳诸不足，风气百疾，薯蓣丸主之。

患上虚劳病，阴阳气血都不足，容易感受外邪从而引发各种疾病的病人，可以用薯蓣丸主治。

薯蓣丸方

薯蓣三十分 当归 桂枝 曲 干地黄 豆黄卷各十分 甘草二十八分 人参七分 芎䓖 芍药 白术 麦门冬 杏仁各六分 柴胡 桔梗 茯苓各五分 阿胶七分 干姜三分 白敛二分 防风六分 大枣百枚（为膏）

上二十一味，末之，炼蜜和丸，如弹子大，空腹酒服一丸，一百丸为剂。

薯蓣丸方

把上面二十一味药打成粉末，炼蜜做成像梧桐子一样大小的药丸，空腹的状态下用酒送服一丸，服一百丸是一个疗程。

> 虚劳虚烦不得眠，酸枣仁汤主之。

患上虚劳病，烦躁不安，不能入睡的病人，可以用酸枣仁汤治疗。

酸枣仁汤方

酸枣仁二升 甘草一两 知母二两 茯苓二两 芎䓖二两（《深师》有生姜二两）

上五味，以水八升，煮酸枣仁，得六升，内诸药，煮取三升，分温三服。

酸枣仁汤方

把上面五味药用八升水煎煮，先煮酸枣仁，在水剩六升的时候加入其他药物，煎煮至水剩三升，分三次温服。

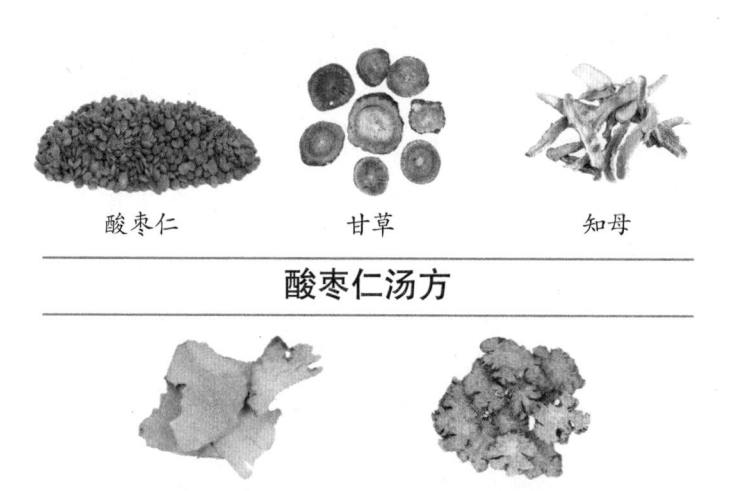

酸枣仁　　　　　甘草　　　　　知母

酸枣仁汤方

茯苓　　　　　　　芎䓖

五劳虚极羸瘦，腹满不能饮食，食伤、忧伤、饮伤、房室伤、饥伤、劳伤、经络营卫气伤，内有干血，肌肤甲错，两目黯黑。缓中补虚，大黄䗪虫丸主之。

由于五劳而导致的身体极度消瘦羸弱，腹中胀满不能吃东西，是因为饮食不加节制，忧伤过度、饮酒过度、房事过度、饥饿过度、劳累过度等，损伤了经络、营卫的气血，淤血在体内停留的时间过长，皮肤粗糙像鱼鳞，双眼的眼眶周围呈现深黑色。适合在破血逐淤的药物中配伍少量的补益气血之剂，然后以丸剂的方式慢慢祛除淤血，可以用大黄䗪虫丸主治。

大黄䗪虫丸方

大黄十分（蒸）　黄芩二两　甘草三两　桃仁一升　杏仁一升　芍药四两

干地黄十两　干漆一两　虻虫一升　水蛭百枚　蛴螬一升　䗪虫半升

上十二味，末之，炼蜜和丸小豆大，酒饮服五丸，日三服。

大黄䗪虫丸方

把上面十二味药打成粉末，用熬过的峰蜜制成像赤小豆一样大小的药丸，用酒送服五丸，每天三次。

附方

《千金翼》炙甘草汤(一云复脉汤)：治虚劳不足，汗出而闷，脉结悸，行动如常，不出百日，危急者十一日死。

《千金翼》炙甘草汤：治疗虚劳病引起的出汗胸闷，脉律缓慢且中间有停顿，心悸，虽然病人行动正常却往往活不过一百天，严重的十一天就会有性命之忧。

甘草四两（炙） 桂枝 生姜各三两 麦门冬半升 麻仁半升 人参 阿胶各二两 大枣三十枚 生地黄一斤

上九味，以酒七升，水八升，先煮八味，取三升，去滓，内胶消尽，温服一升，日三服。

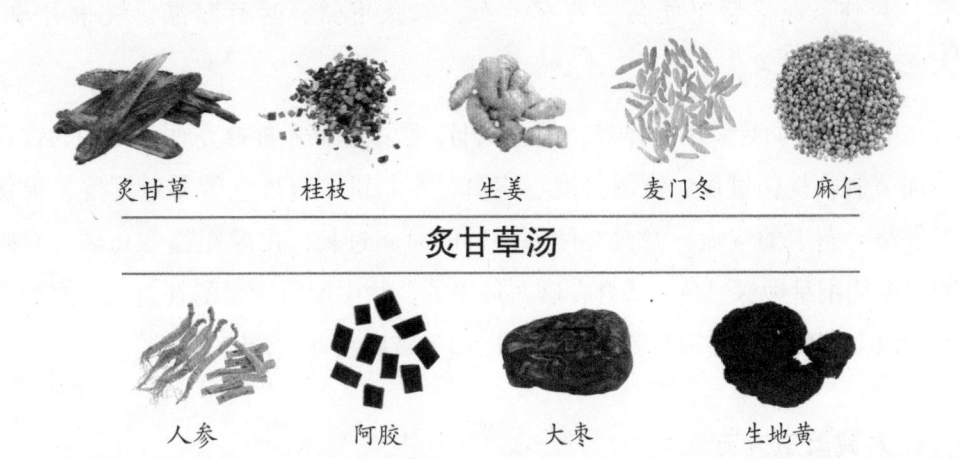

炙甘草 　 桂枝 　 生姜 　 麦门冬 　 麻仁

炙甘草汤

人参 　 阿胶 　 大枣 　 生地黄

把上面的九味药用七升酒和八升水煎煮，先煎煮除阿胶外的八味药，在还剩三升的时候去掉药渣，再放入阿胶烊化直到全部溶解，每次温服一升，每天三次。

《肘后》獭肝散：治冷劳，又主鬼疰一门相染。

《肘后》獭肝散：治疗寒性虚劳病，也可治疗一家人互相传染的疾病。

獭肝一具，炙干末，水服方寸匕，日三服。

把獭肝烤干并打成粉，用温水送服方寸匕 (2g 左右)，每天三次。

肺痿肺痈咳嗽上气病脉证治第七

论三首 脉证四条 方十六首

问曰：热在上焦者，因咳为肺痿。肺痿之病，从何得之？师曰：或从汗出，或从呕吐，或从消渴，小便利数，或从便难，又被快药下利，重亡津液，故得之。

曰：寸口脉数，其人咳，口中反有浊唾涎沫者何？师曰：为肺痿之病。若口中辟辟燥，咳即胸中隐隐痛，脉反滑数，此为肺痈，咳唾脓血。脉数虚者为肺痿，数实者为肺痈。

有人问：热邪在上焦胸肺壅积，会引起咳嗽，进而发展成肺痿病。肺痿病是怎么患上的呢？老师回答：或者是因为出汗过多导致，或者是因为呕吐频繁所致，或者是因为口渴严重，小便频多所致，或者是因为大便困难，又误用了峻猛的攻下药导致腹泻严重所致，这些因素都会使津液严重损耗，从而患上肺痿病。

肺主一身之气，全身的气血都由肺来分配。

热邪

如果肺感受热邪，不仅自身会出现痿病，还会将热邪传到其他脏腑，导致脉痿、筋痿、肉痿、骨痿等。

肺（主皮毛）
心（主血脉）
肝（主筋膜）
脾（主肌肉）
肾（主骨髓）

肺在人体中具有重要作用，全身气血都由它来分配，所以，如果肺感受邪气，不仅自身会发生病变，其所主的皮毛也会发生病变，还会将这种邪气传到身体其他脏腑。

肺对脏腑的影响

有人问：寸口部有数脉，病人咳嗽，嘴里有非常黏稠的涎水，又是什么病呢？老师回答：是肺痿病。如果嘴里很干燥，咳嗽时会使胸部隐隐作痛，脉象反而滑数，这是肺痈病，会出现咳嗽时吐出脓血的症状。脉象数而虚的是肺痿，脉象数而实的是肺痈。

问曰：病咳逆，脉之何以知此为肺痈？当有脓血，吐之则死，其脉何类？师曰：寸口脉微而数，微则为风，数则为热；微则汗出，数则恶寒。风中于卫，呼气不入；热过于荣，吸而不出。风伤皮毛，热伤血脉。风舍于肺，其人则咳，口干喘满，咽燥不渴，时唾浊沫，时时振寒。热之所过，血为之凝滞，畜结痈脓，吐如米粥。始萌可救，脓成则死。

有人问：病人有咳嗽气逆的症状，诊脉时怎样判断是否是肺痈病呢？如果出现了吐脓血的症状，则情况很严重，这时候脉象又怎样呢？老师回答：寸口脉浮而数，脉浮表示有风邪，脉数表示有热邪；脉浮容易出汗，脉数容易怕冷。风邪侵袭人体卫表时，会导致呼气困难；热邪侵犯营血时，邪气会顺着吸气深入体内从而不易排出。风邪会损伤皮毛，热邪会损伤血脉；风邪滞留在肺部时，病人会咳嗽、口干、气喘、胸满、咽喉干燥但不口渴，经常咳吐浓痰或泡沫痰，有时打寒战。热邪侵袭过的地方，会引起血液因热凝结，积蓄壅聚而形成痈脓，吐出的痰像米粥一样。得病初期还可以医治，如果等到痈脓形成的时候，就很难治好了。

上气面浮肿，肩息，其脉浮大，不治，又加利尤甚。
上气喘而躁者，属肺胀，欲作风水，发汗则愈。

咳嗽气逆，面目浮肿，呼吸困难，乃至需要抬肩呼吸，脉象浮大的病人，难以医治。如果兼有腹泻的症状，则阴气下脱，更加难治。

咳嗽气逆，烦躁，是风邪和痰水之邪壅实导致的，属于肺胀病，可能会发展成风水病症，用发汗法可以治愈。

肺痿吐涎沫而不咳者，其人不渴，必遗尿，小便数，所以然者，以上虚不能制下故也。此为肺中冷，必眩，多涎唾，甘草干姜汤以温之。若服汤已渴者，属消渴。

患上肺痿的病人，频繁吐唾沫却不咳嗽，口也不渴，则必定会有遗尿、小便频数的症状。而之所以会有这些症状，是上焦虚弱以致无法约束下焦的缘故。这是肺虚寒症，必定会有头晕、经常吐口水的症状，可以服用甘草干姜汤来温煦肺脏。如果服用之后觉得口渴，则不属于肺痿而属于消渴病。

甘草干姜汤方

甘草四两（炙） 干姜二两（炮）

上哎咀，以水三升，煮取一升五合，去滓，分温再服。

甘草干姜汤方

把甘草、干姜两味药切片，用三升水煎煮，在剩一升五合的时候去掉药渣，分成两次温服。

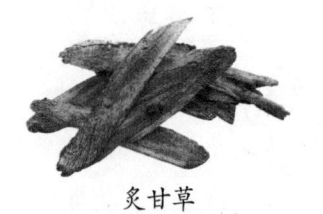

炙甘草

甘草干姜汤方

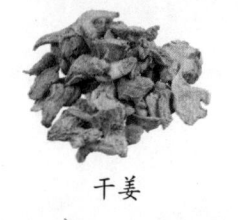

干姜

咳而上气，喉中水鸡声，射干麻黄汤主之。

病人咳嗽气逆，咽喉中不断有痰鸣声，像田鸡的叫声，可以用射干麻黄汤治疗。

射干麻黄汤方

射干十三枚（一法三两） 麻黄四两 生姜四两 细辛 紫菀 款冬花各三两 五味子半升 大枣七枚 半夏大者八枚（洗）（一法半升）

上九味，以水一斗二升，先煮麻黄两沸，去上沫，内诸药，煮取三升，分温三服。

射干麻黄汤方

把上面九味药用一斗二升水煎煮，先煮麻黄，在水开两次之后去掉浮沫，加入其他药物，煎煮到还剩三升时，分成三次温服。

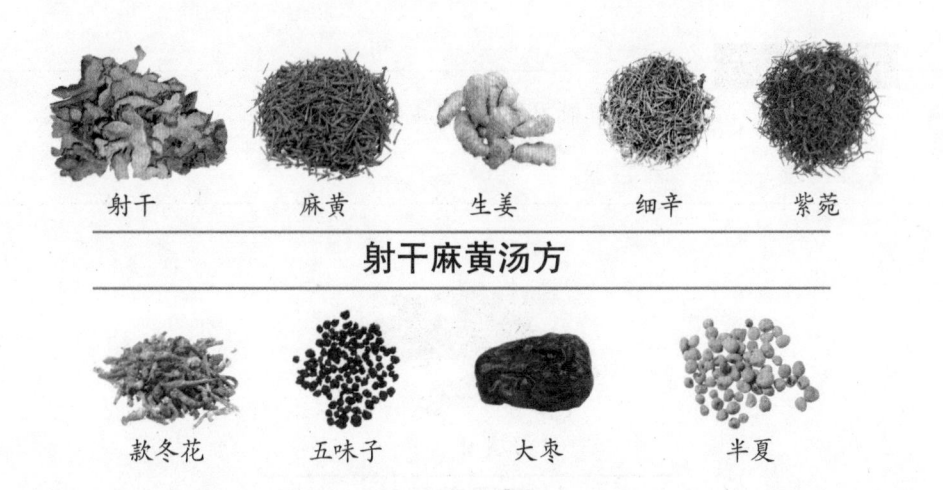

| 射干 | 麻黄 | 生姜 | 细辛 | 紫菀 |

射干麻黄汤方

| 款冬花 | 五味子 | 大枣 | 半夏 |

咳逆上气，时时吐唾浊，但坐不得眠，皂荚丸主之。

病人咳嗽气逆，时常吐出浓稠的痰液，只能坐着，无法入睡，可以用皂荚丸治疗。

皂荚丸方

皂荚八两（刮去皮，用酥炙）

上一味，末之，蜜丸梧子大，以枣膏和汤服三丸，日三夜一服。

皂荚丸方

把皂荚打成粉末，用蜂蜜做成像梧桐子一样大小的药丸，用枣肉制成的膏和成汤送服三丸，白天服三次，晚上服一次。

咳而脉浮者，厚朴麻黄汤主之。

咳嗽而脉象浮的病人，可以用厚朴麻黄汤治疗。

厚朴麻黄汤方

厚朴五两 麻黄四两 石膏如鸡子大 杏仁半升 半夏半升 干姜二两 细辛二两 小麦一升 五味子半升

上九味，以水一斗二升，先煮小麦熟，去滓，内诸药，煮取三升，温服一升，日三服。

厚朴麻黄汤方

把上面的九味药用一斗二升水煎煮，先把小麦煮熟，去掉药渣，再加入其他药物，煎煮到还剩三升时，每次温服一升，每天三次。

脉沉者，泽漆汤主之。

咳嗽而脉象沉的病人，可以用泽漆汤治疗。

泽漆汤方

半夏半升 紫参五两（一作紫菀） 泽漆三斤（以东流水五斗，煮取一斗五升） 生姜五两 白前五两 甘草 黄芩 人参 桂枝各三两

上九味，㕮咀，内泽漆汁中，煮取五升，温服五合，至夜尽。

泽漆汤方

把上面九味药切片，先用五斗东流水煮泽漆，留下一斗五升，将

其他药物放入煎煮好的泽漆汁中，煎煮到还剩五升时，每次温服五合，到晚上的时候把药服完。

大逆上气，咽喉不利，止逆下气者，麦门冬汤主之。

虚火向上导致咳嗽气逆，咽喉干燥不适，为达到遏止下气上逆的功效，可以用麦门冬汤治疗。

麦门冬汤方

麦门冬七升 半夏一升 人参二两 甘草二两 粳米三合 大枣十二枚

上六味，以水一斗二升，煮取六升，温服一升，日三夜一服。

麦门冬汤方

把上面六味药用一斗二升水煎煮，煎煮至还剩六升时，每次温服一升，白天服三次，晚上服一次。

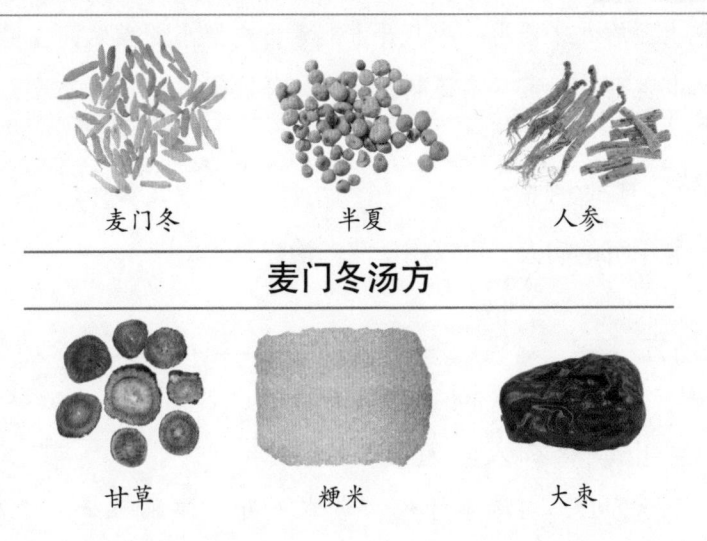

麦门冬　　　　　半夏　　　　　人参

麦门冬汤方

甘草　　　　　粳米　　　　　大枣

肺痈，喘不得卧，葶苈大枣泻肺汤主之。

患上肺痈，咳喘不能平卧的病人，可以用葶苈大枣泻肺汤治疗。

葶苈大枣泻肺汤方

葶苈熬令黄色，捣丸如弹子大 大枣十二枚

上先以水三升，煮枣取二升，去枣，内葶苈，煮取一升，顿服。

--- 葶苈大枣泻肺汤方 ---

先用三升水煮大枣，在水剩二升时去掉大枣，再加入葶苈，煎煮至还剩一升时，一次服尽。

咳而胸满，振寒脉数，咽干不渴，时出浊唾腥臭，久久吐脓如米粥者，为肺痈，桔梗汤主之。

咳嗽而胸部胀满，寒战，脉象数，咽喉干燥但不口渴，经常吐出腥臭的浓痰，拖延的时间久了会吐出像米粥一样的脓液，这样的病人得的是肺痈，可以用桔梗汤治疗。

桔梗汤方（亦治血痹）

桔梗一两 甘草二两

上二味，以水三升，煮取一升，分温再服，则吐脓血也。

--- 桔梗汤方 ---

把桔梗、甘草两味药用三升水煎煮，在还剩一升时分成两次温服，服药之后会咳出带脓血的痰。

咳而上气，此为肺胀，其人喘，目如脱状，脉浮大者，越婢加半夏汤主之。

咳嗽气逆，属于肺胀，病人有气喘的表现，双眼突出好像要脱出眼眶，脉象浮大，可以用越婢加半夏汤治疗。

越婢加半夏汤方

麻黄六两 石膏半斤 生姜三两 大枣十五枚 甘草二两 半夏半升

上六味，以水六升，先煮麻黄，去上沫，内诸药，煮取三升，分温三服。

越婢加半夏汤方

上面六味药用六升水先煮麻黄，再加入其他药物，煎煮至还剩三升时分成三次温服。

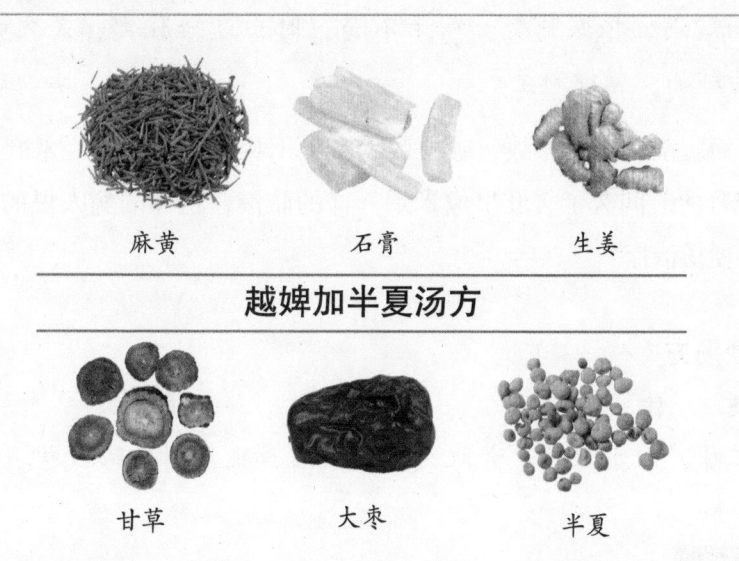

麻黄　　　　　　石膏　　　　　　生姜

越婢加半夏汤方

甘草　　　　　　大枣　　　　　　半夏

肺胀，咳而上气，烦躁而喘，脉浮者，心下有水，小青龙加石膏汤主之。

患上肺胀、咳嗽气逆、烦躁气喘、脉浮的病人，是心下有水饮停留，可以服用小青龙加石膏汤治疗。

小青龙加石膏汤方（《千金》证治同，外更加胁下痛引缺盆）

麻黄 芍药 桂枝 细辛 甘草 干姜各三两 五味子 半夏各半升 石膏二两

上九味，以水一斗，先煮麻黄，去上沫，内诸药，煮取三升。强人服一升，羸者减之，日三服。小儿服四合。

小青龙加石膏汤方

上面九味药用一斗水先煮麻黄，去掉浮沫，再加入其他药物，煎煮至还剩三升。身体好的人可以服一升，身体弱的人服少一点，每天三次。儿童每次服四合。

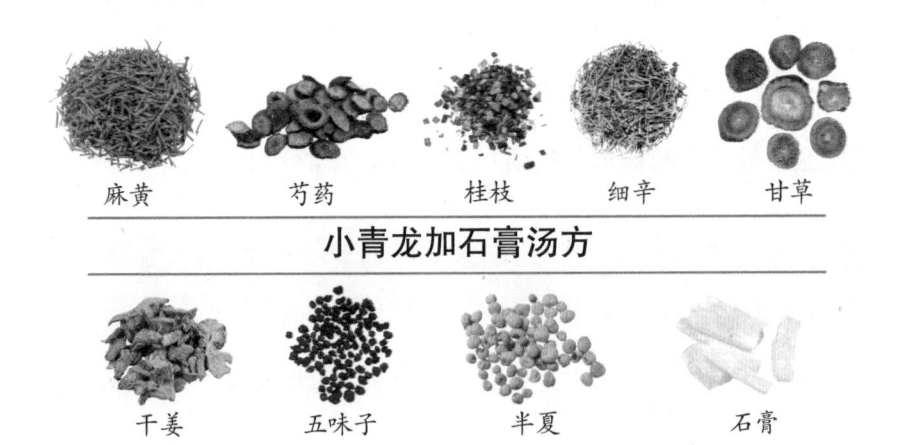

麻黄　　芍药　　桂枝　　细辛　　甘草

小青龙加石膏汤方

干姜　　五味子　　半夏　　石膏

附方

《外台》炙甘草汤：治肺痿涎唾多，心中温温液液者（方见虚劳）。

《外台》炙甘草汤：治疗肺痿稀痰多，恶心想呕吐的病人。

《千金》甘草汤

甘草

上一味，以水三升，煮减半，分温三服。

《千金》甘草汤

把甘草用三升水煎煮，在还剩一升半时分成三次温服。

《千金》生姜甘草汤： 治肺痿咳唾涎沫不止，咽燥而渴。

《千金》生姜甘草汤：治疗肺痿不停咳稀痰，咽喉干燥口渴的病人。

生姜五两 人参二两 甘草四两 大枣十五枚

上四味，以水七升，煮取三升，分温三服。

把上面四味药用七升水煎煮，在还剩三升时分成三次温服。

《千金》桂枝去芍药加皂荚汤： 治肺痿吐涎沫。

《千金》桂枝去芍药加皂荚汤：治疗肺痿经常吐口水的病人。

桂枝 生姜各三两 甘草二两 大枣十枚 皂荚一枚（去皮子，炙焦）

上五味，以水七升，微微火煮，取三升，分温三服。

把上面五味药用七升水小火煎煮，在还剩三升时分成三次温服。

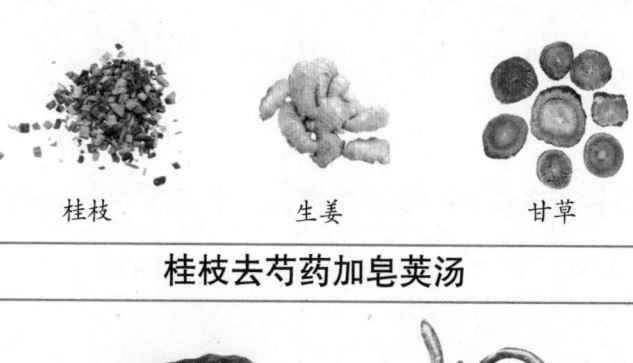

桂枝　　　　　生姜　　　　　甘草

桂枝去芍药加皂荚汤

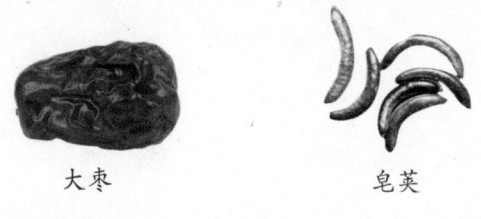

大枣　　　　　　　皂荚

《外台》桔梗白散： 治咳而胸满，振寒脉数，咽干不渴，时出浊唾腥臭，久久吐脓如米粥者，为肺痈。

《外台》桔梗白散：治疗咳嗽胸满，打寒战，脉象数，咽部干燥但不渴，经常吐腥臭的稠痰，拖延的时间长了吐出像米粥一样的脓液的病人，这是肺痈病。

桔梗 贝母各三分 巴豆一分（去皮，熬，研如脂）

上三味，为散，强人饮服半钱匕，羸者减之。病在膈上者吐脓血，膈下者泻出。若下多不止，饮冷水一杯则定。

把桔梗、贝母、巴豆三味药，研成细末，身体好的人用米汤送服半钱匕，身体弱的人减少药量。服用后，病处在胸膈以上的话会吐脓血，在胸膈以下会从大便泻出。如果泻下停不下来，喝杯冷开水可以止泻。

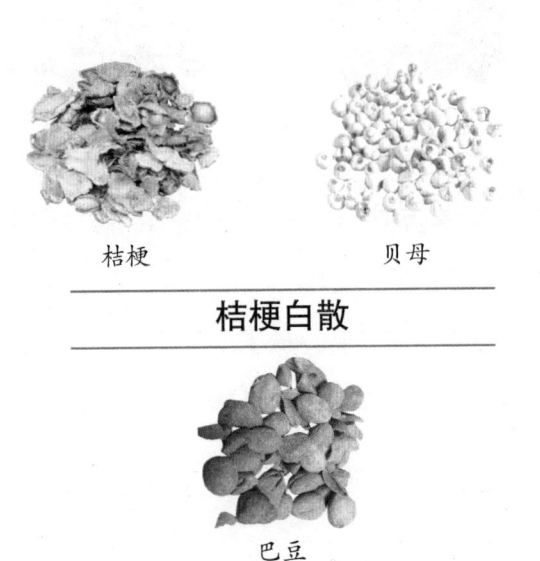

桔梗   贝母

桔梗白散

巴豆

《千金》苇茎汤：治咳有微热，烦满，胸中甲错，是为肺痈。

《千金》苇茎汤：治疗咳嗽并轻微发热，胸中满闷，胸部皮肤粗糙得像鱼鳞一样的病人，这是肺痈病。

苇茎二升 薏苡仁半升 桃仁五十枚 瓜瓣半升

上四味，以水一斗，先煮苇茎，得五升，去滓，内诸药，煮取二升，服一升，再服当吐如脓。

把苇茎、薏苡仁、桃仁、瓜瓣四味药，用一斗水先煎煮苇茎，在还剩五升时去掉药渣，再加入其他药物，煎煮至还剩二升，每次服用一升，服两次，应该会吐出浓痰。

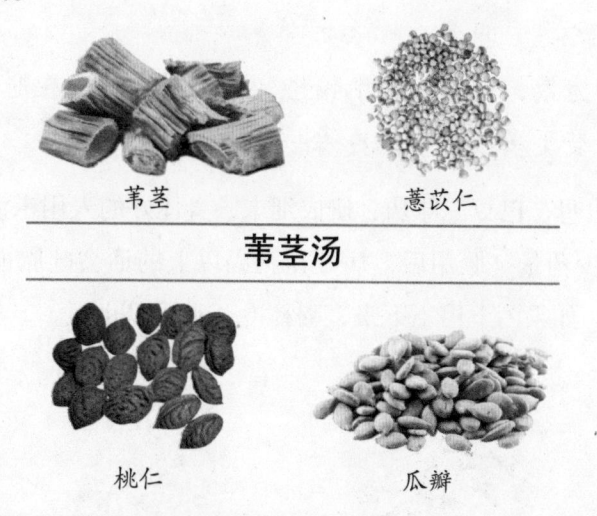

苇茎　　　　　　　薏苡仁

苇茎汤

桃仁　　　　　　　瓜瓣

　　　肺痈胸满胀，一身面目浮肿，鼻塞清涕出，不闻香臭酸辛，咳逆上气，喘鸣迫塞，葶苈大枣泻肺汤主之。

　　病人患上肺痈，全身面目浮肿，鼻子不通流鼻涕，闻不到各种气味，咳嗽气逆，气喘痰鸣，咽喉有痰阻塞而呼吸不畅，可以用葶苈大枣泻肺汤治疗。

奔豚气病脉证治第八

论二首 方三首

师曰：病有奔豚，有吐脓，有惊怖，有火邪，此四部病，皆从惊发得之。

师曰：奔豚病，从少腹起，上冲咽喉，发作欲死，复还止，皆从惊恐得之。

老师说：奔豚、吐浓、惊怖、火邪这四种病，都是因为情绪波动过大而引起的疾病。

老师说：奔豚病发作时，病人会感觉有气从小腹上冲到咽喉，极为痛苦，发作过后慢慢恢复成正常人的样子，这都是因为惊恐等精神刺激引起的。

奔豚气上冲胸，腹痛，往来寒热，奔豚汤主之。

奔豚病发作时，有气上冲到胸部，小腹疼痛，发热和怕冷交替出现，可以用奔豚汤治疗。

奔豚汤方

甘草 芎藭 当归各二两　半夏四两　黄芩二两　生葛五两　芍药二两　生姜四两　甘李根白皮一升

上九味，以水二斗，煮取五升，温服一升，日三夜一服。

奔豚汤方

把上面九味药用二斗水煎煮，在还剩五升时，每次温服一升，白天服用三次，晚上服用一次。

发汗后，烧针令其汗，针处被寒，核起而赤者，必发贲豚，气从小腹上至心，灸其核上各一壮，与桂枝加桂汤主之。

用了发汗法后，再用火针的方法使病人继续出汗，针刺部位受寒邪侵袭，出现红色的核状肿块，则必定会发作成奔豚病，症状为有气从小腹上冲到心胸，可以在核状的肿块上各灸一壮以温经散寒，再内服桂枝加桂汤治疗。

桂枝加桂汤方

桂枝五两　　芍药三两　　甘草二两（炙）　　生姜三两　　大枣十二枚

上五味，以水七升，微火煮取三升，去滓，温服一升。

桂枝加桂汤方

把上面五味药用七升水小火煎煮，在还剩三升时去掉药渣，每次温服一升。

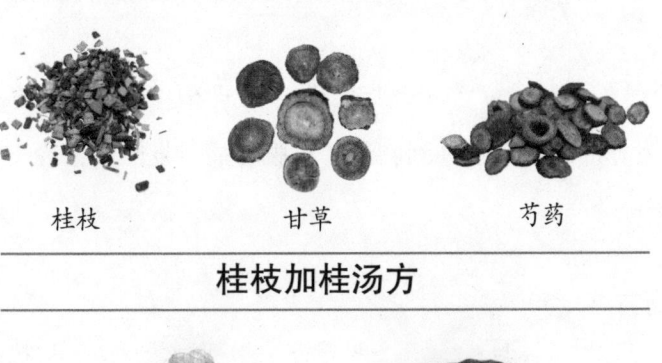

桂枝　　　　甘草　　　　芍药

桂枝加桂汤方

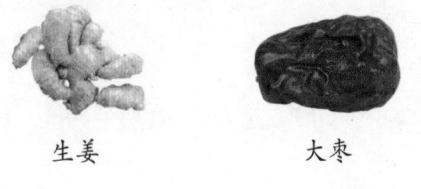

生姜　　　　大枣

发汗后，脐下悸者，欲作奔豚，茯苓桂枝甘草大枣汤主之。

经发汗法治疗后，肚脐下有跳动感出现的病人，是奔豚病即将发作的前兆，可以用茯苓桂枝甘草大枣汤治疗。

茯苓桂枝甘草大枣汤方

茯苓半斤　　甘草二两（炙）　　大枣十五枚　　桂枝四两

上四味，以甘澜水一斗，先煎茯苓，减二升，内诸药，煮取三升，去滓，温服一升，日三服。（甘澜水法：取水二斗，置大盆内，以杓扬之，水上有珠子五六千颗相逐，取用之。）

茯苓桂枝甘草大枣汤方

把茯苓、甘草、大枣、桂枝四味药，用一斗甘澜水先煮茯苓，在水少了二升时加入其他药物，煎煮至还剩三升时去掉药渣，每次温服一升，每天三次。

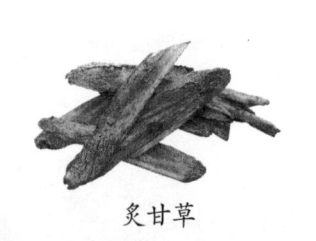

茯苓　　　　　　　　　炙甘草

茯苓桂枝甘草大枣汤方

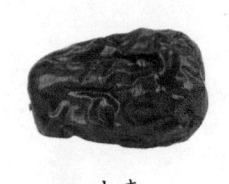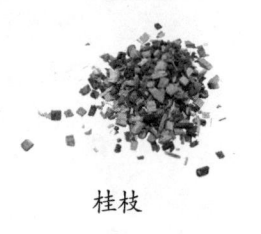

大枣　　　　　　　　桂枝

胸痹心痛短气病脉证治第九

论一首 证一首 方十首

师曰：夫脉当取太过不及，阳微阴弦，即胸痹而痛，所以然者，责其极虚也。今阳虚知在上焦，所以胸痹、心痛者，以其阴弦故也。

老师说：给病人诊脉时应该注意脉象的过强和过弱，如果寸口部脉微，尺脉弦，属于胸痹，有心胸部胀痛的症状，究其原因，可寻求病人身体的最虚之处。现在已知存在上焦阳虚，所以胸痹、心痛等症状出现的原因是下焦的阴邪乘虚上乘阳位。

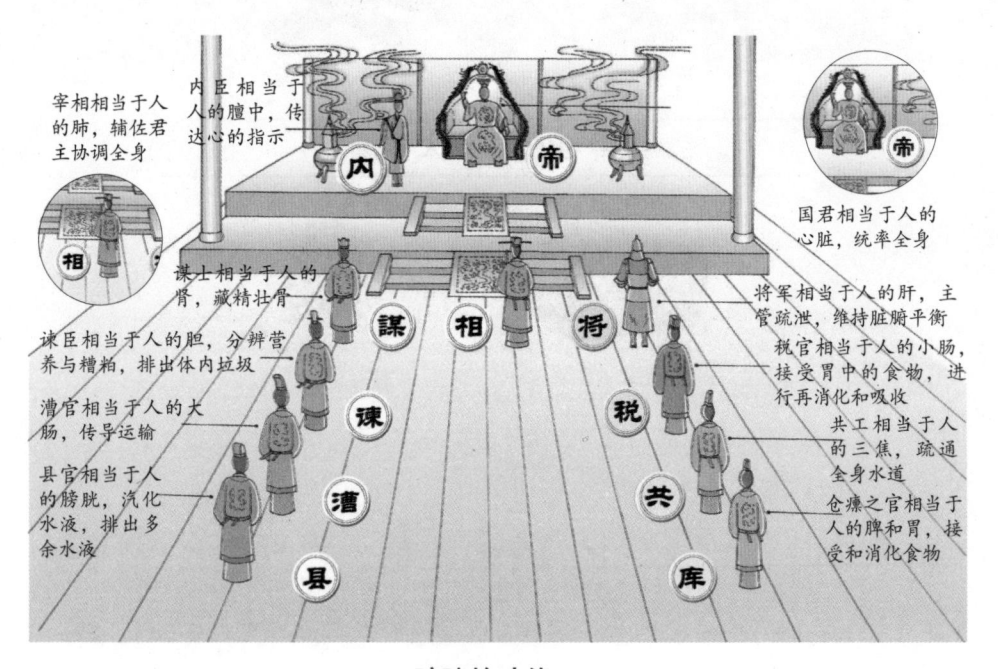

宰相相当于人的肺，辅佐君主协调全身

内臣相当于人的膻中，传达心的指示

谋士相当于人的肾，藏精壮骨

谏臣相当于人的胆，分辨营养与糟粕，排出体内垃圾

漕官相当于人的大肠，传导运输

县官相当于人的膀胱，汽化水液，排出多余水液

国君相当于人的心脏，统率全身

将军相当于人的肝，主管疏泄，维持脏腑平衡

税官相当于人的小肠，接受胃中的食物，进行再消化和吸收

共工相当于人的三焦，疏通全身水道

仓廪之官相当于人的脾和胃，接受和消化食物

脏腑的功能

平人无寒热，短气不足以息者，实也。

正常人没有怕冷发热的症状，却出现了气短难以呼吸的情况，是实邪导致的实证。

胸痹之病，喘息咳唾，胸背痛，短气，寸口脉沉而迟，关上小紧数，栝蒌薤白白酒汤主之。

胸痹病的症状表现为：气喘，咳嗽，吐涎痰，胸背疼痛，气短，寸部脉象沉迟，关部脉象稍紧，可以用栝蒌薤白白酒汤治疗。

栝蒌薤白白酒汤方

栝蒌实一枚（捣） 薤白半斤 白酒七升

上三味，同煮，取二升，分温再服。

栝蒌薤白白酒汤方

把栝蒌实、薤白、白酒三味药一起煎煮，煎煮至还剩二升时分成两次温服。

胸痹不得卧，心痛彻背者，栝蒌薤白半夏汤主之。

患上胸痹，无法平卧，心中疼痛牵引到背部的病人，可以用栝蒌薤白半夏汤治疗。

栝蒌薤白半夏汤方

栝蒌实一枚 薤白三两 半夏半斤 白酒一斗

上四味，同煮，取四升，温服一升，日三服。

栝蒌薤白半夏汤方

把上面四味药一起煎煮，煎煮至还剩四升时，每次温服一升，每天三次。

胸痹心中痞，留气结在胸，胸满，胁下逆抢心，枳实薤白桂枝汤主之；人参汤亦主之。

患上胸痹，胃脘部痞满，邪气郁积于胸中，胸部满闷，胁下气逆上冲心胸，实证用枳实薤白桂枝汤治疗；虚证用人参汤治疗。

枳实薤白桂枝汤方

枳实四枚 厚朴四两 薤白半斤 桂枝一两 栝蒌实一枚（捣）

上五味，以水五升，先煮枳实、厚朴，取二升，去滓，内诸药，煮数沸，分温三服。

枳实薤白桂枝汤方

把上面五味药，用五升水先煮枳实和厚朴，煎煮至还剩二升时去掉药渣，然后加入其他药物煎煮，在水沸数次之后分成三次温服。

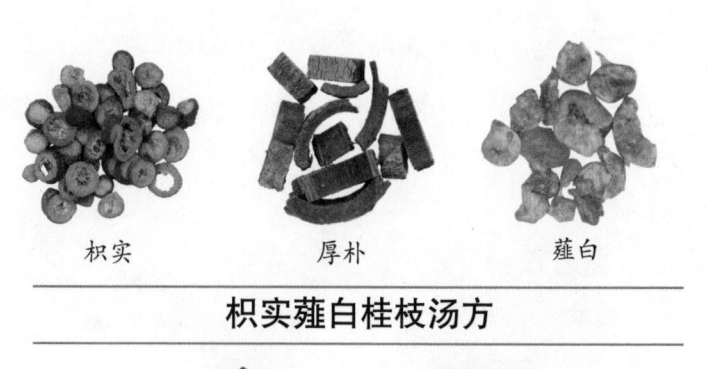

枳实　　　　　厚朴　　　　　薤白

枳实薤白桂枝汤方

桂枝　　　　　栝蒌实

人参汤方

人参 甘草 干姜 白术 各三两

上四味，以水八升，煮取三升，温服一升，日三服。

人参汤方

　　把上面四味药用八升水煎煮，煎煮至还剩三升时，每次温服一升，每天三次。

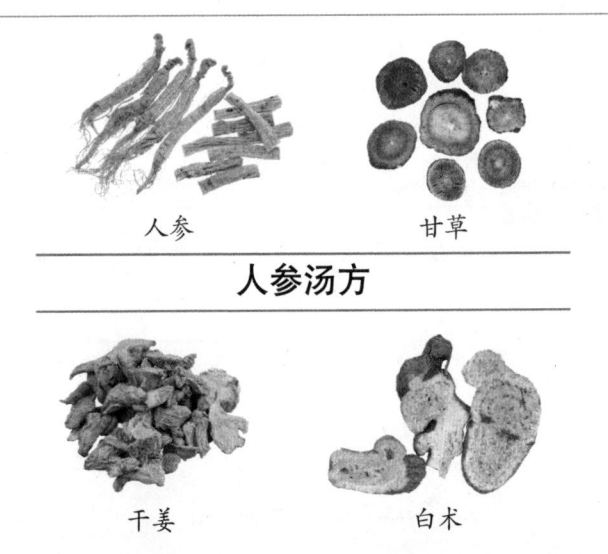

人参　　　　甘草

人参汤方

干姜　　　　白术

　　胸痹，胸中气塞，短气，茯苓杏仁甘草汤主之，橘枳姜汤亦主之。

　　患上胸痹，心胸满闷，气短的病人，可以服用茯苓杏仁甘草汤治疗，也可用橘枳姜汤治疗。

茯苓杏仁甘草汤方

茯苓三两 杏仁五十个 甘草一两

上三味，以水一斗，煮取三升，温服一升，日三服。不差更服。

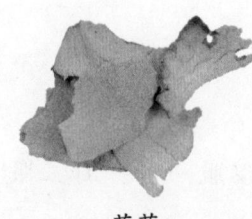

茯苓

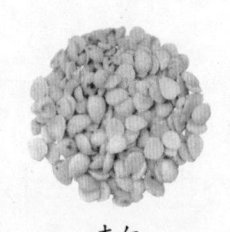

杏仁

茯苓杏仁甘草汤方

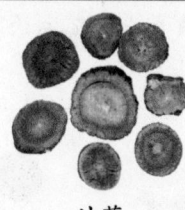

甘草

茯苓杏仁甘草汤方

　　把茯苓、杏仁、甘草三味药，用一斗水煎煮，在还剩三升时，每次温服一升，每天三次。如果没有痊愈就继续服用。

橘枳姜汤方

橘皮一斤 枳实三两 生姜半斤

上三味，以水五升，煮取二升，分温再服。（《肘后》《千金》云：治胸痹，胸中愊愊如满，噎塞习习如痒，喉中涩燥，唾沫）

橘枳姜汤方

　　把橘皮、枳实、生姜三味药，用五升水煎煮，在还剩二升时分成两次温服。

胸痹缓急者，薏苡仁附子散主之。

患上胸痹，病情危急的病人，可以用薏苡仁附子散治疗。

薏苡附子散方

薏苡仁十五两 大附子十枚（炮）

上二味，杵为散，服方寸匕，日三服。

薏苡附子散方

把薏苡仁和大附子两味药，研为细末，服一方寸匕，每天服三次。

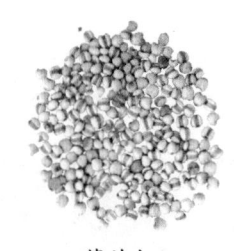

薏苡仁

薏苡仁附子散方

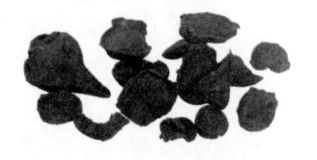

大附子

心中痞，诸逆，心悬痛，桂枝生姜枳实汤主之。

心胸部痞满，水饮或寒邪向上逆冲，导致心胸部引起疼痛的病人，可以用桂枝生姜枳实汤治疗。

桂姜枳实汤方

桂枝 生姜各三两 枳实五枚

上三味，以水六升，煮取三升，分温三服。

桂姜枳实汤

把桂枝、生姜、枳实三味药，用六升水煎煮，在还剩三升时分成三次温服。

心痛彻背，背痛彻心，乌头赤石脂丸主之。

前心疼痛牵引到后背，或后背疼痛牵引到前心，可以用乌头赤石脂丸治疗。

乌头赤石脂丸方

蜀椒一两（一法二分）乌头一分（炮）附子半两（炮，一法一分）干姜一两（一法一分）赤石脂一两（一法二分）

上五味，末之，蜜丸如梧子大，先食服一丸，日三服。不知，稍加服。

乌头赤石脂丸方

把上面五味药打成粉末，用蜂蜜制成像梧桐子一样大小的药丸，吃饭之前服一丸，每天三次。服用后没有效果的病人，稍微增加用量。

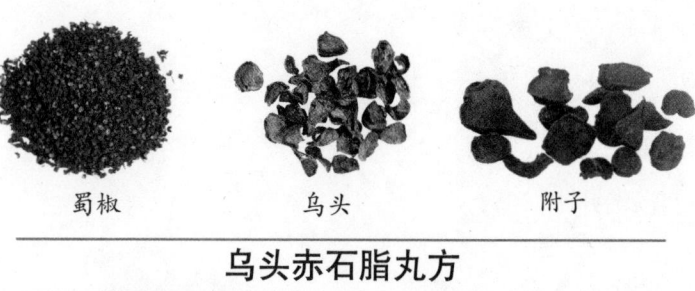

蜀椒　　　　　　乌头　　　　　　附子

乌头赤石脂丸方

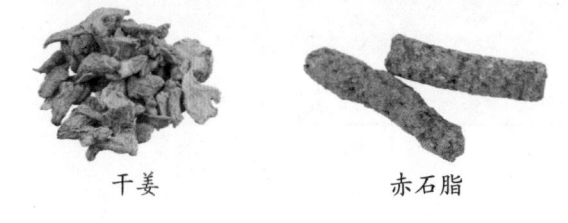

干姜　　　　　　　赤石脂

九痛丸：治九种心痛。

九痛丸：治疗九种心痛。

附子三两（炮） 生狼牙一两（炙香） 巴豆一两（去皮心，熬，研如脂） 人参 干姜 吴茱萸各一两

上六味，末之，炼蜜丸如梧子大，酒下。强人初服三丸，日三服；弱者二丸。兼治卒中恶，腹胀痛，口不能言；又连年积冷，流注心胸痛，并冷冲上气，落马坠车血疾等，皆主之。忌口如常法。

把上面六味药打成粉末，用蜂蜜炼成像梧桐子一样大小的蜜丸，用米酒送服。身体好的病人第一次服用三丸，每天服三次，身体弱的人每次服用两丸。也可治疗感受外邪突然发作的腹部胀满疼痛，说不了话；还可治疗寒邪积聚时间太久，心胸疼痛，集中的位置不固定，还可治疗冷气上冲，落马坠车等会产生瘀血的疾病。饮食忌口按照平时一样即可。

腹满寒疝宿食病脉证治第十

论一首 脉证十六条 方十四首

跌阳脉微弦，法当腹满，不满者必便难，两胠疼痛，此虚寒从下上也，当以温药服之。

跌阳部脉象微而弦，理论上还会出现腹部胀满的症状，如果腹部并不胀满，则必定会大便困难和两侧腋下到肋上空软的地方疼痛，这是虚寒之气从下往上冲的缘故，应当服用温药治疗。

病者腹满，按之不痛为虚，痛者为实，可下之。舌黄未下者，下之黄自去。

病人小腹胀满，按下去不痛的是虚证，痛的是实证，可以用攻下法治疗。如果舌苔黄而且还没有用过攻下法的病人，使用攻下法可以使黄苔退去。

腹满时减，复如故，此为寒，当与温药。

腹部胀满，有时得到缓解，但后面依旧胀满，这属于寒证，可以用温性药治疗。

病者痿黄，躁而不渴，胸中寒实，而利不止者死。

病人脸色枯黄，内心烦躁但不口渴，这是因为阴寒在胃中壅结，如果病人还有腹泻不止的症状，则病情十分危急。

寸口脉弦者，即胁下拘急而痛，其人啬啬恶寒也。

寸口部出现弦脉，通常伴有两胁肋的拘急疼痛，并且还会有怕冷发热的症状出现。

夫中寒家，喜欠，其人清涕出，发热色和者，善嚏。

受到寒邪侵袭的人，经常打呵欠，如果病人流清鼻涕，发热但面色正常，则会常打喷嚏。

中寒，其人下利，以里虚也，欲嚏不能，此人肚中寒（一云痛）。

身中寒邪的病人，出现腹泻的症状，是里阳虚所致，如果想打喷嚏却打不出来，是因为病人腹中虚寒。

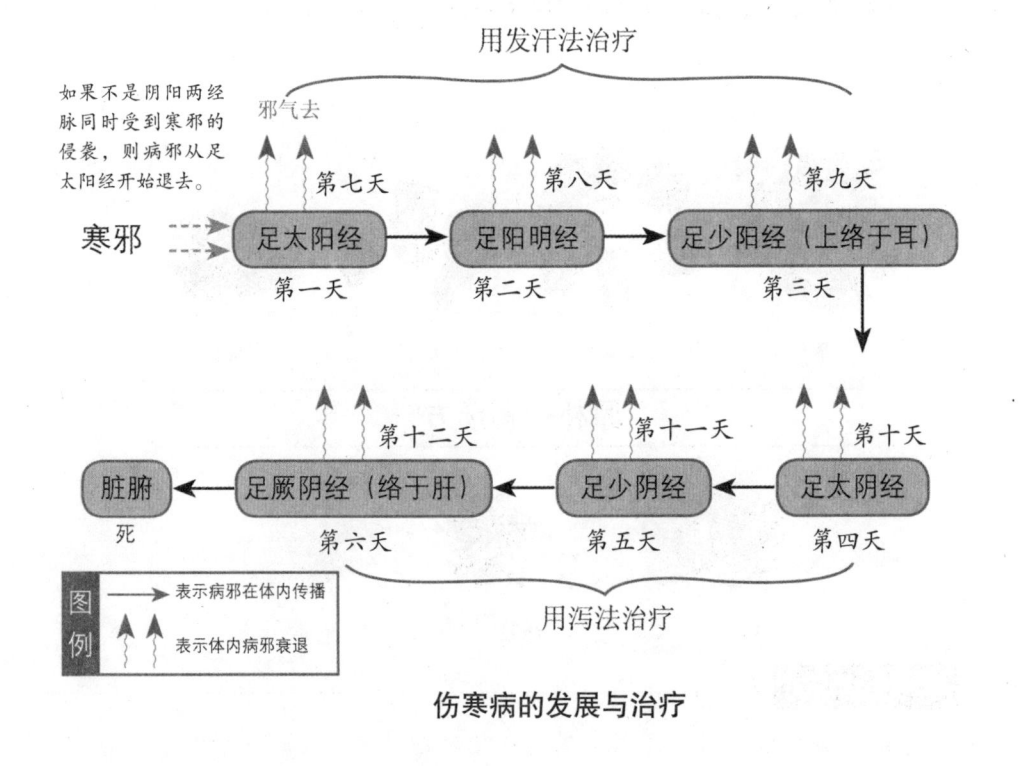

伤寒病的发展与治疗

夫瘦人绕脐痛，必有风冷，谷气不行，而反下之，其气必冲，不冲者，心下则痞。

体瘦的人如果肚脐周围疼痛，肯定是受了风寒，以致大便不通，如果误用了攻下的方法，则必定会导致下焦的阴寒之气上冲，如果寒气并没有上冲，则病人会胃中胀满。

病腹满，发热十日，脉浮而数，饮食如故，厚朴七物汤主之。

病人腹部胀满，发热已经持续了十天左右，脉象浮数，饮食正常，可以服用厚朴七物汤治疗。

厚朴七物汤方

厚朴半斤 甘草 大黄各三两 大枣十枚 枳实五枚 桂枝二两 生姜五两

上七味，以水一斗，煮取四升，温服八合，日三服。呕者加半夏五合；下利去大黄；寒多者加生姜至半斤。

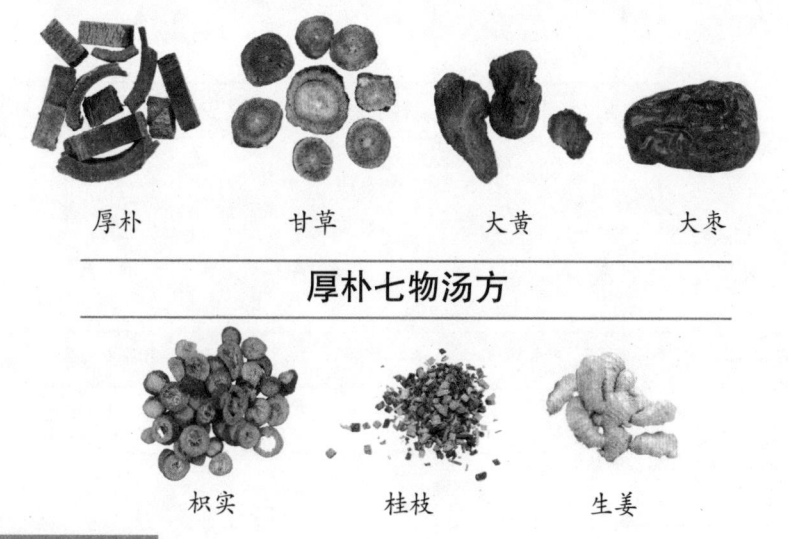

厚朴　　　甘草　　　大黄　　　大枣

厚朴七物汤方

枳实　　　桂枝　　　生姜

厚朴七物汤方

把上面七味药用一斗水煎煮，在还剩四升时，每次温服八合，每天三次。呕吐的病人加五合半夏，腹泻的去掉大黄，寒邪明显的把生姜加至半斤，以散表寒。

腹中寒气，雷鸣切痛，胸胁逆满，呕吐，附子粳米汤主之。

小腹里有寒气，有肠鸣和剧烈疼痛的症状，胸胁气逆胀满，并且呕吐的病人，可以服用附子粳米汤治疗。

附子粳米汤方

附子一枚（炮） 半夏半升 甘草一两 大枣十枚 粳米半升

上五味，以水八升，煮米熟，汤成，去滓，温服一升，三日服。

附子粳米汤方

把上面五味药用八升水煎煮，等到粳米熟了去掉药渣，每次温服一升，每天三次。

痛而闭者，厚朴三物汤主之。

小腹疼痛，并且大便不通的病人，可以服用厚朴三物汤治疗。

厚朴三物汤方

厚朴八两 大黄四两 枳实五枚

上三味，以水一斗二升，先煮二味，取五升，内大黄，煮取三升，温服一升。以利为度。

厚朴三物汤方

把上面三味药用一斗二升水煎煮，先煮厚朴、枳实，煎煮至还剩五升时加入大黄，煎煮至还剩三升时去掉药渣，每次温服一升。以大便是否通利作为停不停用的标准。

按之心下满痛者，此为实也，当下之，宜大柴胡汤。

用手按压胃脘部，如果病人感觉胀满疼痛，则是实证，应该采用攻下法，可以用大柴胡汤治疗。

大柴胡汤方

柴胡半斤 黄芩三两 芍药三两 半夏半升（洗） 枳实四枚（炙） 大黄二两 大枣十二枚 生姜五两

上八味，以水一斗二升，煮取六升，去滓，再煎，温服一升，日三服。

大柴胡汤方

把上面八味药用一斗二升水煎煮，在还剩六升时去掉药渣，继续煎煮，每次温服一升，每天三次。

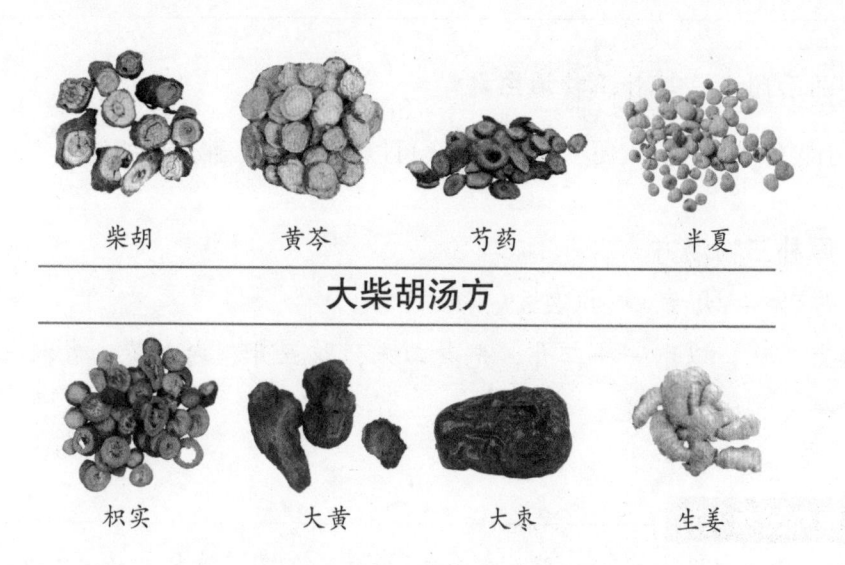

| 柴胡 | 黄芩 | 芍药 | 半夏 |

大柴胡汤方

| 枳实 | 大黄 | 大枣 | 生姜 |

腹满不减，减不足言，当须下之，宜大承气汤。

腹中胀满没有减轻，即使减轻了也并不明显的病人，应该用攻下法，可以用大承气汤治疗。

大承气汤方

大黄四两（酒洗） 厚朴半斤（去皮，炙） 枳实五枚（炙） 芒硝三合

上四味，以水一斗，先煮二物，取五升，去滓，内大黄，煮取二升，内芒硝，更上火微一二沸。分温再服。得下，余勿服。

大承气汤方

见前面痉湿暍病篇中。

心胸中大寒痛，呕不能饮食，腹中寒，上冲皮起，出见有头足，上下痛而不可触近，大建中汤主之。

心胸部出现剧烈的寒冷疼痛，导致呕吐无法进食，小腹中的寒气上冲，使肚子鼓起像是头和脚一样的肿块，上下部都疼得不能触碰，可以用大建中汤治疗。

大建中汤方

蜀椒二合（去汗） 干姜四两 人参二两

上三味，以水四升，煮取二升，去滓，内胶饴一升，微火煎取一升半，分温再服；如一炊顷，可饮粥二升，后更服，当一日食糜，温覆之。

大建中汤方

把蜀椒、干姜、人参三味药，用四升水煎煮，在还剩二升时去掉药渣，加入一升胶饴，再用小火煎煮至剩一升半，分成两次温服；大约过了烧一顿饭的时间后，可以喝两升粥，然后再服用一次药，一整天都只可以吃米粥这种食物，并且盖好被子保暖。

胁下偏痛，发热，其脉紧弦，此寒也，以温药下之，宜大黄附子汤。

胁下一侧疼痛，有发热症状，脉象紧弦的，是寒实证，应该用温药攻下，

可以用大黄附子汤治疗。

大黄附子汤方

大黄三两 附子三枚（炮） 细辛二两

上三味，以水五升，煮取二升，分温三服。若强人煮取二升半，分温三服。服后如人行四五里，进一服。

大黄附子汤方

把大黄、附子、细辛三味药，用五升水煎煮，在还剩二升时去掉药渣，分成三次温服。如果是身体好的病人煎煮到还剩二升半时分成三次温服。服药后等待大约走四五里路的时间，再服一次。

寒气厥逆，赤丸主之。

体内的寒气旺盛，以致四肢厥冷的病人，可以用赤丸治疗。

赤丸方

茯苓四两 半夏四两（洗）（一方用桂） 乌头二两（炮） 细辛一两（《千金》作人参）

上四味，末之，内真朱为色，炼蜜丸如麻子大，先食酒饮下三丸，日再夜一服。不知，稍增之，以知为度。

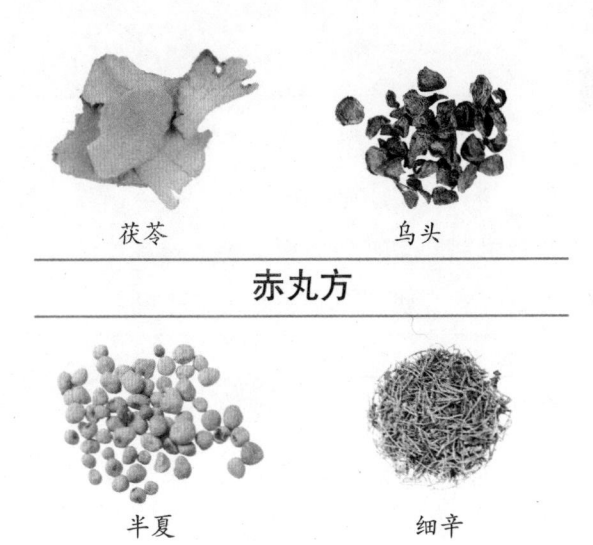

茯苓　　　　　　乌头

赤丸方

半夏　　　　　　细辛

赤丸方

把上面四味药打成粉末，加入朱砂染成红色，用蜂蜜炼成像火麻仁一样大小的蜜丸，每次吃饭前用米酒送服三丸，白天服用两次，晚上服一次。感觉没有起效的，稍微增加药量，以见效为标准。

腹痛，脉弦而紧，弦则卫气不行，即恶寒，紧则不欲食，邪正相搏，即为寒疝。绕脐痛，若发则白汗出，手足厥冷，其脉沉弦者，大乌头煎主之。

腹部疼痛，有弦紧的脉象，脉弦表示卫气不能通行，所以怕冷，脉紧则不想吃东西，寒邪和正气相互搏结，于是形成寒疝。患上寒疝病，脐周疼痛，发作的时候出冷汗，手脚厥冷，脉象沉紧的病人，可以服用大乌头煎治疗。

乌头煎方

乌头大者五枚（熬，去皮，不哎咀）

上以水三升，煮取一升，去滓，内蜜二升，煎令水气尽，取二升，强人服七合，弱人服五合。不差，明日更服，不可一日再服。

乌头煎方

把乌头用三升水煎煮，在还剩一升时去掉药渣，再加入两升蜜，煮至没有水时，得到二升药，身体好的病人可以服七合，身体不好的服五合。没有好转的第二天再服，一天里不能服两次。

寒疝腹中痛，及胁痛里急者，当归生姜羊肉汤主之。

患上寒疝病，小腹疼痛，牵引得胁肋也疼痛，并且有少腹拘急的病人，可以服用当归生姜羊肉汤治疗。

当归生姜羊肉汤方

当归三两 生姜五两 羊肉一斤

上三味，以水八升，煮取三升，温服七合，日三服。若寒多者加生姜成一斤；痛多而呕者加橘皮二两，白术一两。加生姜者，亦加水五升，煮取三升二合，服之。

当归生姜羊肉汤方

把当归、生姜、羊肉三味药，用八升水煎煮，在还剩三升时每次温服七合，每天三次。如果病人寒盛，把生姜加到一斤；疼痛剧烈以致呕吐的，加二两橘皮和一两白术。加了生姜的，还要加入五升水，煎煮至三升二合时用上面的方法服用。

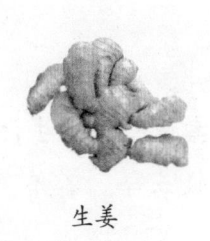

当归　　　　　　　生姜

当归生姜羊肉汤方

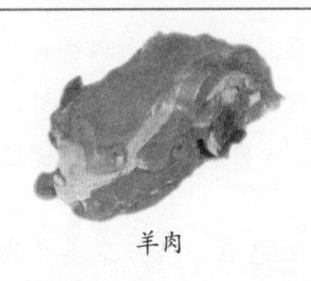

羊肉

寒疝腹中痛，逆冷，手足不仁，若身疼痛，灸刺诸药不能治，抵当乌头桂枝汤主之。

患上寒疝病，小腹疼痛，四肢冰凉，手足麻木，如果身体疼痛，用了针灸和一般药物都没能治愈的病人，可以用乌头桂枝汤治疗。

乌头桂枝汤方

乌头

上一味，以蜜二斤，煎减半，去滓，以桂枝汤五合解之，令得一升后，初服二合，不知，即取三合。又不知，复加至五合。其知者，如醉状，得吐者，为中病。

乌头桂枝汤方

把乌头用二斤蜂蜜煎煮，在剩余一半时去掉药渣，用五合桂枝汤把煎得的蜜调开，得到一升药汁，初次服二合，如果没有见效，再服三合。还没起效，加到五合。起效的病人会像喝醉酒一样，出现呕吐，是药物在祛除疾病的表现。

桂枝汤方

桂枝三两（去皮） 芍药三两 甘草二两（炙） 生姜三两 大枣十二枚

上五味，剉，以水七升，微火煮取三升，去滓。

桂枝汤方

把上面五味药剉碎，用七升水小火煎煮，还剩三升时去掉药渣。

其脉数而紧乃弦，状如弓弦，按之不移。脉数弦者，当下其寒；脉紧大而迟者，必心下坚；脉大而紧者，阳中有阴，可下之。

脉象数而紧的，属于弦脉，如同弓弦一样挺直，用手按也不移动。出现了数而弦的脉象，应该用温药攻下，祛除寒邪；出现了紧大而迟的脉象，必定胃胀满坚实；出现了大而紧的脉象，表明阳气被阴寒阻遏，可以用攻下法治疗。

附方

《外台》乌头汤：治寒疝腹中绞痛，贼风入攻五脏，拘急不得转侧，发作有时，使人阴缩，手足厥逆。（方见上）

《外台》乌头汤：治疗寒疝病腹中绞痛，邪气侵袭五脏，腹中拘急，无法转身，定时发作，阴部回缩，手脚冰凉的病人。

《外台》柴胡桂枝汤方：治心腹卒中痛者。

柴胡四两 黄芩 人参 芍药 桂枝 生姜各一两半 甘草一两 半夏二合半 大枣六枚

上九味，以水六升，煮取三升，温服一升，日三服。

《外台》柴胡桂枝汤方：治疗心腹部突然疼痛的病人。

把柴胡、黄芩、人参、芍药、桂枝、生姜、甘草、半夏、大枣用六升水煎煮，在还剩三升时每次温服一升，每天三次。

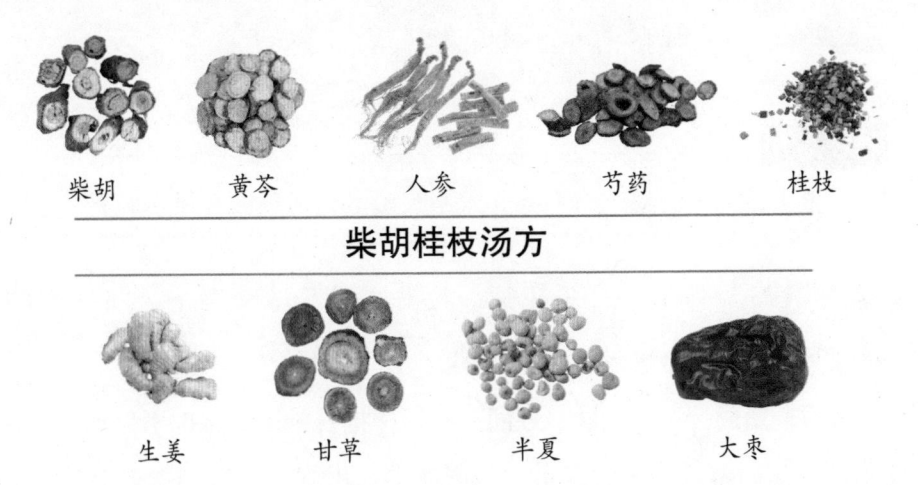

柴胡　　　黄芩　　　　人参　　　　芍药　　　　桂枝

柴胡桂枝汤方

生姜　　　甘草　　　半夏　　　大枣

《外台》走马汤：治中恶心痛腹胀，大便不通。

巴豆二枚（去皮心，熬）　杏仁二枚

上二味，以绵缠，捶令碎，热汤二合，捻取白汁饮之，当下。老小量之。通治飞尸鬼击病。

《外台》走马汤: 用来治疗胃脘恶心、疼痛、腹部胀满,大便困难。

把杏仁和巴豆两味药,用棉布包裹,敲碎,放在二合热水中,用手捻搓出白汁,服用之后应该可以大便通畅。老人和儿童的用量要适当减少。此方也可治疗一切感受非常之气引起的急性病。

问曰:人病有宿食,何以别之?师曰:寸口脉浮而大,按之反涩,尺中亦微而涩,故知有宿食,大承气汤主之。

有人问:病人肠胃中有食物积滞,从脉象上怎样辨别呢?老师回答:病人的寸口脉浮大,用力按压脉象转涩,尺部脉象也微而涩,这样就可以知道病人有积食了,可以用大承气汤治疗。

脉数而滑者,实也,此有宿食,下之愈,宜大承气汤。

病人脉象数而滑,表明是实证,是积食停滞引起的,攻下法可以治愈,可以考虑用大承气汤治疗。

下利不饮食者,有宿食也,当下之,宜大承气汤。

病人腹泻,但又不想吃东西,是有积食停滞在胃肠,应该用攻下法,可以用大承气汤治疗。

大承气汤方(见前痉病中。)

宿食在上脘,当吐之,宜瓜蒂散。

积食停在胃上部,应该用催吐法,可以用瓜蒂散治疗。

瓜蒂散方

瓜蒂一枚(熬黄) 赤小豆一分(煮)

上二味,杵为散,以香豉七合煮取汁,和散一钱匕,温服之。不吐者,少加之,以快吐为度而止(亡血及虚者不可与之)。

瓜蒂散方

　　把瓜蒂和赤小豆这两味药，研成细末，用七合香豉加水煎煮，取出汁液，用香豉汁混合一钱匕瓜蒂散，温服。服药后不呕吐的，稍微加量再服，能畅快呕吐了就停止服药。病人大失血并有虚证的，不可以服用瓜蒂散。

脉紧如转索无常者，有宿食也。

脉紧，头痛风寒，腹中有宿食不化也（一云寸口脉紧）。

脉象紧，就像转动绳索一样松紧变化无常的病人，是有积食停滞。

脉象紧，而且头痛怕冷的病人，表明腹中有积食停滞，不能消化。

《金匮要略》 卷中

五脏风寒积聚病脉证并治第十一

论二首 脉证十七条 方二首

肺中风者，口燥而喘，身运而重，冒而肿胀。

肺中寒，吐浊涕。

肺死脏，浮之虚，按之弱如葱叶，下无根者，死。

病人肺脏受了风邪，就会有口干气喘，身体摇晃且沉重，头昏，身体肿胀的症状出现。

病人肺脏受了寒邪，就会有吐黏痰的症状。

出现了肺死脏的脉象，轻按虚弱无力，重按虚弱得像葱叶一般，中空无根的病人，病情严峻。

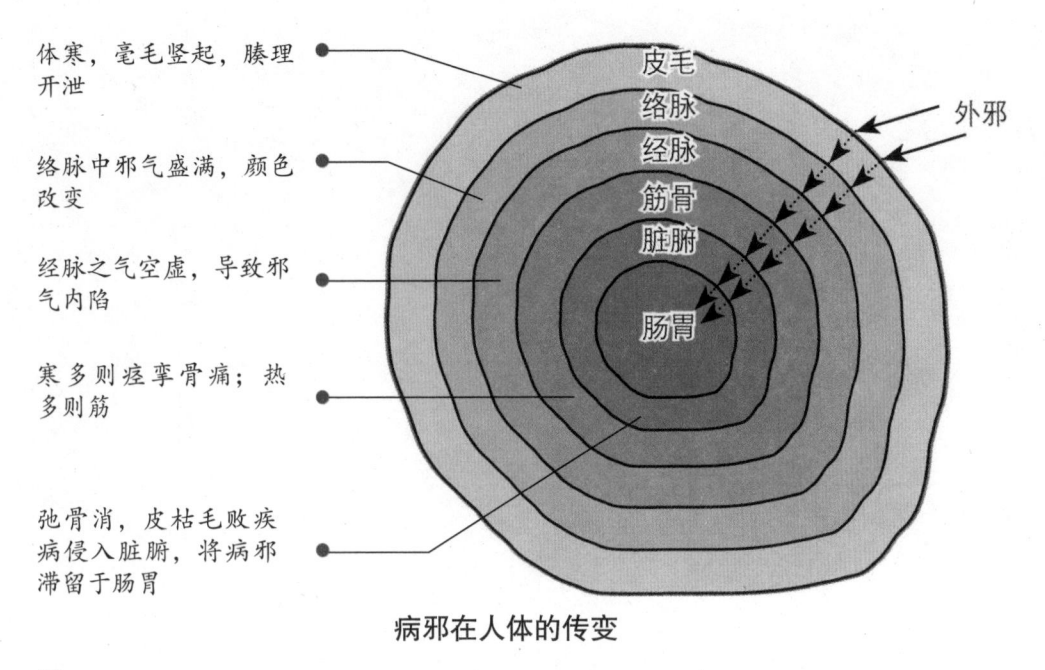

体寒，毫毛竖起，腠理开泄

络脉中邪气盛满，颜色改变

经脉之气空虚，导致邪气内陷

寒多则痉挛骨痛；热多则筋

弛骨消，皮枯毛败疾病侵入脏腑，将病邪滞留于肠胃

皮毛
络脉
经脉
筋骨
脏腑
肠胃

外邪

病邪在人体的传变

肝中风者，头目瞤，两胁痛，行带伛，令人嗜甘。

肝中寒者，两臂不举，舌本燥，喜太息，胸中痛，不得转侧，食则吐而汗出也（《脉经》《千金》云："时盗汗，咳，食已吐其汗。"）。

肝死脏，浮之弱，按之如索不来，或曲如蛇行者，死。

肝脏受了风邪，就会头和眼皮颤动，两胁疼痛，走路时驼背，病人爱吃甜味的食物。

肝脏受了寒邪，则双臂无法抬起，舌根干燥，经常叹气，胸中疼痛，身体无法转动，一吃东西就会呕吐，并且一吐就会出汗。

出现肝死脏的脉象，轻按软弱无力，重按像绳索转动不能恢复，或者脉象曲折像蛇爬行的病人，病情严峻。

肝着，其人常欲蹈其胸上，先未苦时，但欲饮热，旋覆花汤主之（臣亿等校诸本，旋覆花汤方，皆同）。

患了肝着病，病人经常想让别人把脚踩在自己胸口才觉得舒服，在这个症状出现之前只想喝热水，应该用旋覆花汤治疗。

心中风者，翕翕发热，不能起，心中饥，食即呕吐。

心中寒者，其人苦病心如噉蒜状，剧者心痛彻背，背痛彻心，譬如蛊注。其脉浮者，自吐乃愈。

心伤者，其人劳倦，即头面赤而下重，心中痛而自烦，发热，当脐跳，其脉弦，此为心脏伤所致也。

心死脏，浮之实如麻豆，按之益躁疾者，死。

心脏受了风邪，病人会出现发热，乏力不能起床，觉得饥饿，但是吃了就吐的症状。

心脏受了寒邪，病人心里烧灼得像吃了生蒜一样，病情严重的，心脏的疼痛会直透背部，背部的疼痛又会牵引心部，就像有虫子噬咬一样。如果病人脉象浮，没有经过治疗就有呕吐的症状，则病情会发生好转。

心脏受到损伤的病人，稍作劳动就会感到疲倦，头面部发红，并且双腿沉重，心中烦躁不安，发热，脐部有跳动感，脉弦，都是因心脏受损所致。

出现了心死脏的脉象，脉浮，轻按坚实有力，如同麻豆一般，重按却更加躁动急数，这样的病人病情严峻。

邪哭使魂魄不安者，血气少也。血气少者属于心，心气虚者，其人则畏，合目欲眠，梦远行而精神离散，魂魄妄行。阴气衰者为癫，阳气衰者为狂。

病人没有原因地悲伤哭泣，心神不安，是气血不足的缘故。气血不足是和心有关的疾病。这样的病人时常会出现恐惧感，闭上眼睛想要睡觉，常梦见自己走远路以致精神离散，心神不宁。阴气衰弱的会形成癫病，阳气衰弱的会形成狂病。

脾中风者，翕翕发热，形如醉人，腹中烦重，皮目瞤瞤而短气。

脾死脏，浮之大坚，按之如覆杯，洁洁状如摇者，死。（臣亿等详五脏各有中风、中寒，今脾只载中风，肾中风、中寒俱不载者，以古文简乱极多，去古既远，无文可以补缀也）。

脾脏受了风邪，会全身发热，如同酒醉的人，腹中胀满沉重，眼皮跳动，呼吸短促。

出现了脾死脏的脉象，脉浮，轻按大而坚硬，重按像倒扣着的杯子，内里中空摇摆不定，这样的病人病情危笃。

趺阳脉浮而涩，浮则胃气强，涩则小便数，浮涩相搏，大便则坚，其脾为约，麻子仁丸主之。

趺阳部脉象浮而涩，脉浮表明胃气旺盛，脉涩表明小便频数，浮脉和涩脉相互搏结，会导致大便干燥坚硬，此为脾为胃传输津液的功能受到阻碍所致，可以服用麻子仁丸治疗。

麻子仁丸方

麻子仁二升 芍药半斤 枳实一斤 大黄一斤 厚朴一尺 杏仁一升

上六味,末之,炼蜜和丸梧子大,饮服十丸,日三,渐加,以知为度。

麻子仁丸方

把上面六味药打成粉末,炼蜜制成像梧桐子一样大小的丸剂,用水送服十丸,每天三次,逐渐增加用量,以大便通畅作为起效的标准。

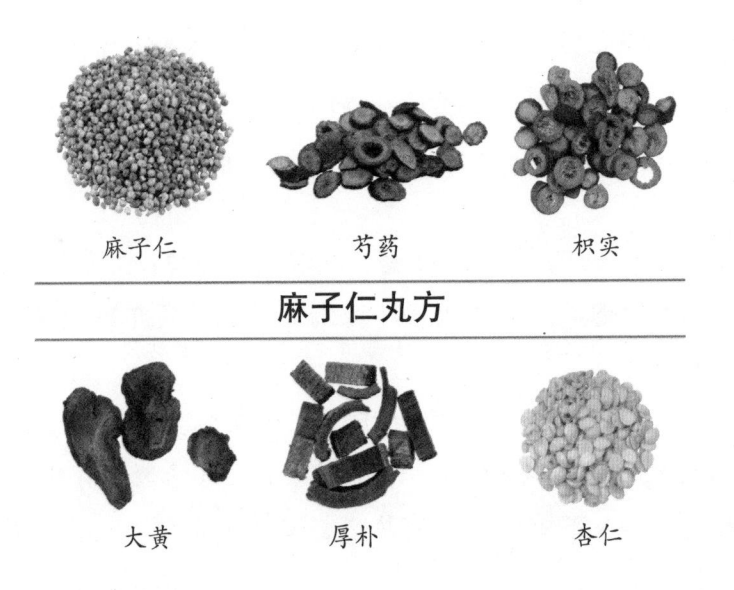

麻子仁　　　　　芍药　　　　　枳实

麻子仁丸方

大黄　　　　　厚朴　　　　　杏仁

肾著之病,其人身体重,腰中冷,如坐水中,形如水状,反不渴,小便自利,饮食如故,病属下焦,身劳汗出,衣(一作表)里冷湿, 久久得之,腰以下冷痛,腹重如带五千钱,甘姜苓术汤主之。

患了肾着病,病人身体沉重,腰部觉得寒冷,如同坐在水里一样,身体肿得像是得了水气病,但并不觉得口渴,小便通畅,饮食正常,是下焦病,原因多是身体劳动之后出汗,以致衣服里冰凉潮湿,长此以往,病人腰部以下自然觉得寒冷疼痛,就像在腰上缠了五千铜钱那么重,可以用甘姜苓术汤治疗。

甘草干姜茯苓白术汤方

甘草 白术 各二两 干姜 茯苓 各四两

上四味，以水五升，煮取三升，分温三服，腰中即温。

甘草干姜茯苓白术汤方

把甘草、白术、干姜、茯苓四味药，用五升水煎煮，还剩三升时分成三次温服，腰部会随即觉得温暖。

肾死脏，浮之坚，按之乱加转丸，益下入尺中者，死。

出现了肾死脏的脉象，脉浮，轻按紧绷坚实，重按则躁动紊乱，像弹丸一样乱动，如果病人在尺部也有这种脉象，则病情危笃。

问曰：三焦竭部，上焦竭善噫，何谓也？师曰：上焦受中焦气未和，不能消谷，故能噫耳。下焦竭，即遗溺失便，其气不和，不能自禁制，不须治，久则愈。

师曰：热在上焦者，因咳为肺痿；热在中焦者，则为坚；热在下焦者，则尿血，亦令淋秘不通。大肠有寒者，多鹜溏；有热者，便肠垢。小肠有寒者，其人下重便血；有热者，必痔。

有人问：如果三焦所属脏腑的技能衰退，比如上焦的心肺机能衰退，会出现嗳气的症状，是什么原因？老师回答：上焦接受中焦输送的胃气，如果胃气不和就不能正常消化食物，就会出现嗳气。下焦脏腑功能衰退，就会遗尿或大便失禁，原因是肾气不和，不能制约大小便，这种病无须治疗，时间长了自己就会痊愈。

老师说：病人的热邪在上焦，会由于咳嗽而形成肺痿；热邪在中焦，会大便坚硬；热邪在下焦，会尿血，也会出现小便淋沥涩痛或大便不通的情况。如果病人的大肠中有寒，则大便溏稀如同鸭粪一样；如果病人大肠有热，则会排出黏腻的粪便。小肠有寒的病人，会出现脱肛、便血；小肠有热的病人，则必定形成痔疮。

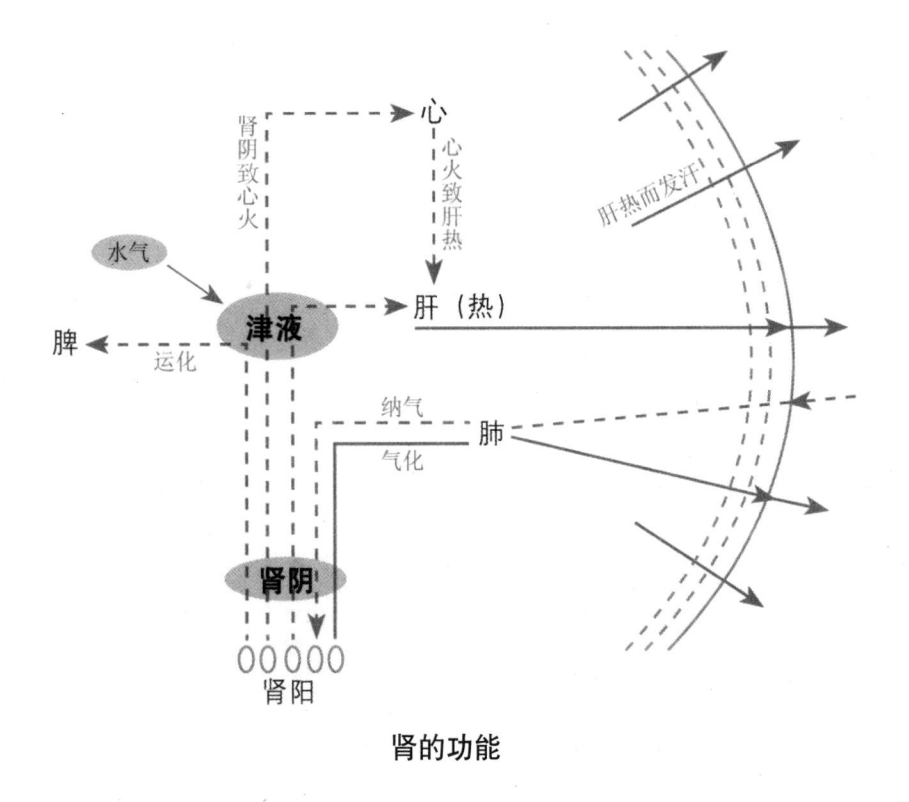

肾的功能

问曰：病有积、有聚、有槃气，何谓也？师曰：积者，脏病也，终不移；聚者，腑病也，发作有时，展转痛移，为可治；槃气者，胁下痛，按之则愈，复发为槃气。诸积大法，脉来细而附骨者，乃积也。寸口，积在胸中；微出寸口，积在喉中；关上，积在脐旁，上关上，积在心下；微下关，积在少腹；尺中，积在气冲；脉出左，积在左；脉出右，积在右；脉两出，积在中央。各以其部处之。

有人问：有积病、有聚病、有槃气，应该怎么区分呢？老师回答：积属于五脏之病，病位不会移动；聚属于六腑之病，发作时间有规律，且痛处会发生改变，能够治愈；槃气，胁下疼痛，用手按着就不痛，过一会儿还会继续疼。各类积病的诊法：如果脉象沉细，重按到骨头附近才能摸到脉象，就是积病。

寸口脉象沉细，表示积在胸中；脉象沉细，跳动时稍稍出于寸口部，表示积在喉中；如果关部脉象沉细，表示积在肚脐四周；如果在关部之上有沉细的脉象，表示积在心下；如果关部之下有沉细的脉象，表示积在少腹；如果尺部脉象沉细，表示积在气冲；如果左手的脉象沉细，表示积在身体左侧；如果右手的脉象沉细，表示积在身体右侧；如果两手的脉象都沉细，表示积在身体中央。应该根据积病部位的不同而采用不同的治法。

痰饮咳嗽病脉证并治第十二

论一首 脉证二十一条 方十八首

问曰：夫饮有四，何谓也？师曰：有痰饮，有悬饮，有溢饮，有支饮。

问曰：四饮何以为异？师曰：其人素盛今瘦，水走肠间，沥沥有声，谓之痰饮；饮后水流在胁下，咳唾引痛，谓之悬饮；饮水流行，归于四肢，当汗出而不汗出，身体疼重，谓之溢饮；咳逆倚息，短气不得卧，其形如肿，谓之支饮。

有人问：饮病有四种，都指哪些？老师回答：有痰饮，有悬饮，有溢饮，有支饮。

有人问：这四种饮病的区别之处在哪儿呢？老师回答：病人平时身体肥胖，得病后消瘦，水在肠间流动，发出沥沥的声响，就是痰饮；喝水后，水饮流注于胁下，咳嗽吐痰的时候会牵引胸胁疼痛，就是悬饮；喝水后，水饮流动到四肢，本该出汗排出却并没有出汗，身体感到沉重疼痛，就是溢饮；咳嗽气逆，要靠在床上才能喘息，呼吸短促不能平卧，身体水肿，就是支饮。

水在心，心下坚筑，短气，恶水不欲饮。

水在肺，吐涎沫，欲饮水。

水在脾，少气身重。

水在肝，胁下支满，嚏而痛。

水在肾，心下悸。

水饮影响心，会有胃部痞满，心下悸动，呼吸短促，不想喝水的症状。

水饮影响肺，会有吐口水清痰，想要喝水的症状。

水饮影响脾，会有少气乏力，身体沉重的症状。

水饮影响肝，会有胁下支撑胀满，打喷嚏就会牵引胸胁而疼痛的症状。

水饮影响肾，会有肚脐下跳动的症状。

> 夫心下有留饮，其人背寒冷如手大。
>
> 留饮者，胁下痛引缺盆，咳嗽则辄已（一作转甚）。
>
> 胸中有留饮，其人短气而渴，四肢历节痛。脉沉者，有留饮。

水饮在心下部位停留时间过久，病人的背部会感到寒冷，寒冷范围约有手掌大小。

水饮在胁下停留的时间过久，病人的胁下会疼痛，牵引到缺盆的部分，咳嗽时症状减轻。

胸中有水饮停留，病人出现气短，口渴，四肢关节疼痛的症状。病人的脉象沉，表示水饮停留的时间长。

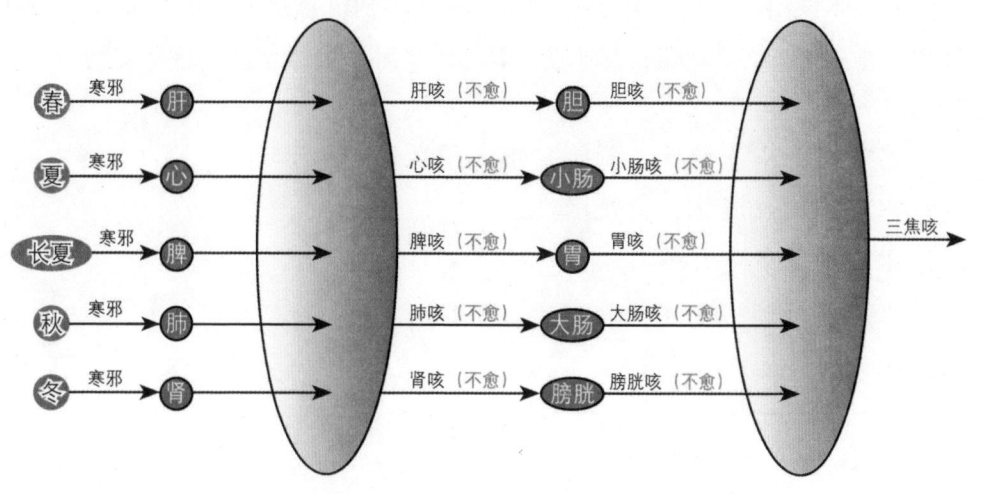

寒邪在脏腑的传变引起的不同咳证

膈上病痰，满喘咳吐，发则寒热，背痛腰疼，目泣自出，其人振振身瞤剧，必有伏饮。

水饮在胸膈停留，会胸满，气喘，咳嗽，吐痰，病发时会怕冷发热，腰背部疼痛，咳嗽得厉害时会流眼泪，喘得厉害时身体会剧烈地颤抖动摇，这样的患者一定是体内的伏饮被诱发了。

夫病人饮水多，必暴喘满。凡食少饮多，水停心下。甚者则悸，微者短气。

脉双弦者寒也，皆大下后善虚。脉偏弦者，饮也。

有伏饮的病人如果喝水过多，必定会突发气喘、胸膈胀满的症状。凡是吃得少喝水多，水饮就会停在胃脘，严重的会出现心悸，较轻的会出现气短。

病人如果两手的脉象都是弦脉，则是虚寒证，是泻下过于严重导致里虚的缘故。如果只有一只手脉象是弦脉，则是饮病。

肺饮不弦，但苦喘短气。

支饮亦喘而不能卧，加短气，其脉平也。

饮邪影响肺，脉象却不是弦脉，则气喘、气短严重。

患了支饮，也会有气喘出现，不能平卧，还会伴随着气短，但脉象正常。

病痰饮者，当以温药和之。

患了痰饮病，应该用温性药治疗。

心下有痰饮，胸胁支满，目眩，苓桂术甘汤主之。

心下有痰饮停留，胸胁支撑胀满，头晕目眩的病人，可以用茯苓桂枝白术甘草汤治疗。

茯苓桂枝白术甘草汤方

茯苓四两 桂枝 白术各三两 甘草二两

上四味，以水六升，煮取三升，分温三服，小便则利。

茯苓桂枝白术甘草汤方

　　把上面四味药用六升水煎煮，在还剩三升时分成三次温服，服用之后小便就会通畅。

　　夫短气有微饮，当从小便去之，苓桂术甘汤主之（方见上），肾气丸亦主之（方见脚气中）。

　　只有气短的症状出现，是轻微痰饮病的表现，应该通利小便，使水饮随之排出，可以用茯苓桂枝白术甘草汤治疗，也可以用肾气丸治疗。

　　病者脉伏，其人欲自利，利反快，虽利，心下续坚满，此为留饮欲去故也，甘遂半夏汤主之。

　　病人的脉象出现沉伏，身体感觉要腹泻，腹泻后反而觉得心下部舒畅了，但虽然腹泻了，过一会儿病人仍会感到心下部坚实胀满，是留饮将要自行祛除但没有完全祛除的缘故，可以用甘遂半夏汤治疗。

甘遂半夏汤方

甘遂大者三枚 半夏十二枚（以水一升，煮取半升，去滓） 芍药五枚 甘草如指大一枚（炙）（一本作无）

上四味，以水二升，煮取半升，去滓，以蜜半升，和药汁煎取八合，顿服之。

甘遂半夏汤方

　　把上面四味药用二升水煎煮，在还剩半升时去掉药渣，在药汁中加入半升蜂蜜混合，再次煎煮至剩八合时，一次服尽。

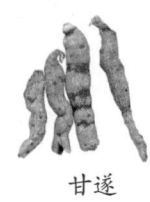

甘遂

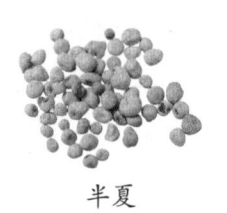

半夏

甘遂半夏汤方

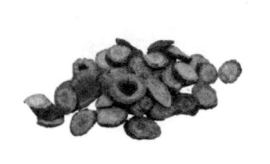

芍药

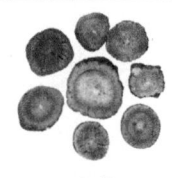

甘草

脉浮而细滑，伤饮。

脉弦数，有寒饮，冬夏难治。

脉沉而弦者，悬饮内痛。

病悬饮者，十枣汤主之。

病人脉象浮且细滑，是轻微的水饮所致。

病人脉象弦而数，表明有寒饮，不管是冬季或夏季都不容易治疗。

病人脉象沉而弦，表明患有悬饮，会导致胁下疼痛。

患了悬饮病的人，可以服用十枣汤治疗。

十枣汤方

芫花^熬 甘遂 大戟_{各等分}

上三味，捣筛，以水一升五合，先煮肥大枣十枚，取八合，去滓，内药末。强人服一钱匕，羸人服半钱，平旦温服之。不下者，明日更加半钱，得快下后，糜粥自养。

──── 十枣汤方 ────

把芫花、甘遂、大戟三味药，捣碎过筛，用一升五合水先煮十颗

大枣，煎煮至还剩八合时去掉药渣，放入药末。身体好的人服用一钱
匕（2g左右），身体弱的人服用半钱匕，在早上四五点钟用温热的
枣汤冲调服用。当天没有泻下的病人，第二天多服半钱匕，腹泻厉害
时要喝糜粥养胃。

> 病溢饮者，当发其汗，大青龙汤主之，小青龙汤亦主之。

患了溢饮病的人，应该用发汗法治疗，可以用大青龙汤治疗，也可以用小
青龙汤治疗。

大青龙汤方

麻黄六两（去节） 桂枝二两（去皮） 甘草二两（炙） 杏仁四十个（去皮尖） 生
姜三两 大枣十二枚 石膏如鸡子大（碎）

上七味，以水九升，先煮麻黄，减二升，去上沫，内诸药，煮取
三升，去滓，温服一升，取微似汗。汗多者，温粉粉之。

大青龙汤方

把上面七味药用九升水煎煮，先煮麻黄，在剩七升时去掉浮沫，
放入其他药物，煎煮至还剩三升时去掉药渣，每次温服一升，使病人
稍微出汗。如果病人汗出得太多，可以在身上扑些温粉。

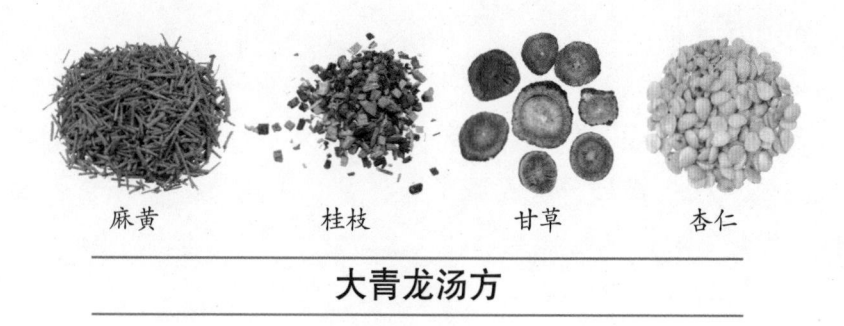

麻黄　　　　　桂枝　　　　　甘草　　　　　杏仁

大青龙汤方

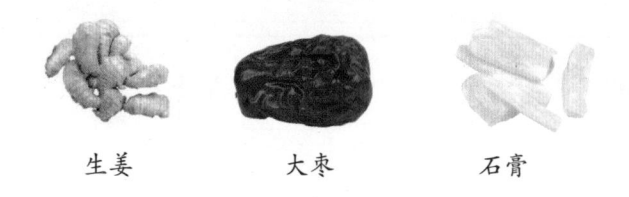

生姜　　　　　大枣　　　　　石膏

小青龙汤方

麻黄三两（去节）　芍药三两　五味子半升　干姜三两　甘草三两（炙）　细辛三两　桂枝三两（去皮）　半夏半升（汤洗）

上八味，以水一斗，先煮麻黄，减二升，去上沫，内诸药，煮取三升，去滓，温服一升。

小青龙汤方

把上面八味药用一斗水，先煮麻黄，煎煮至水少二升时去掉浮沫，放入其他药物，煎煮至还剩三升时去掉药渣，每次温服一升。

膈间支饮，其人喘满，心下痞坚，面色黧黑，其脉沉紧，得之数十日，医吐下之不愈，木防己汤主之。虚者即愈，实者三日复发，复与不愈者，宜木防己汤去石膏加茯苓芒硝汤主之。

支饮停留在膈间，病人气喘胸满，胃脘部有痞实感，面色黯黑，脉象沉紧；如果病人已经得病数十天，之前医生用过吐法和攻下法都没有治愈，应该用木防己汤治疗。服用后如果胃脘部的痞实变得虚软，则病人就可以治愈，如果痞实感依然没变，则过几天还会复发，再用木防己汤治疗也没有效果，可以用木防己汤去石膏加茯苓芒硝汤治疗。

木防己汤方

木防己三两　石膏十二枚（如鸡子大）　桂枝二两　人参四两

上四味，以水六升，煮取二升，分温再服。

木防己汤方

把上面四味药用六升水煎煮，在还剩二升时分成两次温服。

木防己加茯苓芒硝汤方

木防己　桂枝各二两　人参　茯苓各四两　芒硝三合

上五味，以水六升，煮取二升，去滓，内芒硝，再微煎，分温再服。微利则愈。

木防己加茯苓芒硝汤方

把上面五味药用六升水煎煮，先煮防己、桂枝、人参、茯苓，煎煮至还剩二升时去掉药渣，加入芒硝，再稍微煎煮分成两次温服。服用后大小便都会通利，病可痊愈。

心下有支饮，其人苦冒眩，泽泻汤主之。

支饮停留在心下，病人头晕目眩得严重，可以用泽泻汤治疗。

泽泻汤方

泽泻五两 白术二两

上二味，以水二升，煮取一升，分温再服。

泽泻汤方

把泽泻和白术两味药用二升水煎煮，在还剩一升时分成两次温服。

支饮胸满者，厚朴大黄汤主之。

患上支饮，病人有胸满的症状，可以用厚朴大黄汤治疗。

厚朴大黄汤方

厚朴一尺 大黄六两 枳实四枚

上三味，以水五升，煮取二升，分温再服。

厚朴大黄汤方

把厚朴、大黄、枳实三味药，用五升水煎煮，在还剩二升时分成两次温服。

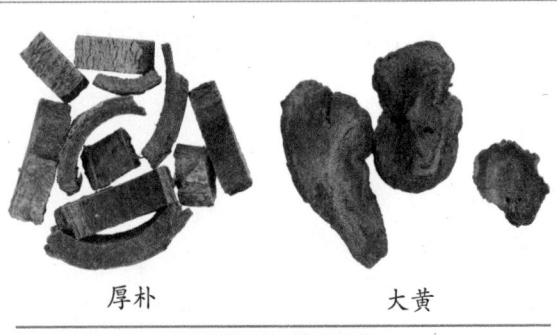

厚朴   大黄

厚朴大黄汤方

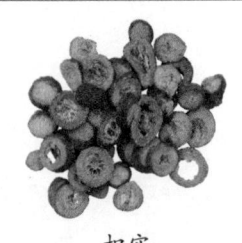

枳实

支饮不得息，葶苈大枣泻肺汤主之（方见肺痈中）。

患上支饮病，病人有呼吸困难的症状，可以用葶苈大枣泻肺汤治疗。

呕家本渴，渴者为欲解；今反不渴，心下有支饮故也，小半夏汤主之（《千金》云：小半夏加茯苓汤）。

经常呕吐的病人，吐完之后本该口渴，口渴是饮邪随呕吐而去，病情即将好转的征兆，如今病人反倒不渴，是心下部有饮邪停留的缘故，可以用小半夏汤治疗。

小半夏汤方

半夏一升 生姜半斤

上二味，以水七升，煮取一升半，分温再服。

小半夏汤方

把半夏和生姜两味药用七升水煎煮，在还剩一升半时分成两次温服。

腹满，口舌干燥，此肠间有水气，己椒苈黄丸主之。

病人腹部胀满，同时又口干舌燥，是因为肠间有水饮停留，可以用己椒苈黄丸治疗。

防己椒目葶苈大黄丸方

防己 椒目 葶苈熬 大黄各一两

上四味，末之，蜜丸如梧子大，先食饮服一丸，日三服，稍增，口中有津液。渴者，加芒硝半两。

防己椒目葶苈大黄丸方

把上面四味药打成粉末，加入蜂蜜，制成像梧桐子一样大小的药丸，每次吃饭前用水送服一丸，每天三次，逐渐增加药量，直到口中能够产生津液。如果病人服药后仍然口渴，加入半两芒硝可以软坚散结。

卒呕吐，心下痞，膈间有水，眩悸者，小半夏加茯苓汤主之。

突然之间呕吐，心下部痞满，是因为膈间有水饮停留，如果病人同时还有头眩心悸的症状，可以用小半夏加茯苓汤治疗。

小半夏加茯苓汤方

半夏一升 生姜半斤 茯苓三两（一法四两）

上三味，以水七升，煮取一升五合，分温再服。

小半夏加茯苓汤方

把上面三味药用七升水煎煮，还剩一升五合时分成两次温服。

假令瘦人，脐下有悸，吐涎沫而癫眩，此水也，五苓散主之。

病人原来肥胖，现在消瘦，脐下出现跳动感，口吐涎沫而头晕目眩，是有水饮停留的缘故，可以用五苓散治疗。

五苓散方

泽泻一两一分 猪苓三分（去皮） 茯苓三分 白术三分 桂枝二分（去皮）

上五味，为末，白饮服方寸匕，日三服，多饮暖水，汗出愈。

五苓散方

把上面五味药打成粉末，每次用米汤送服一方寸匕，每天三次，服用之后多喝热水，能出汗病就好了。

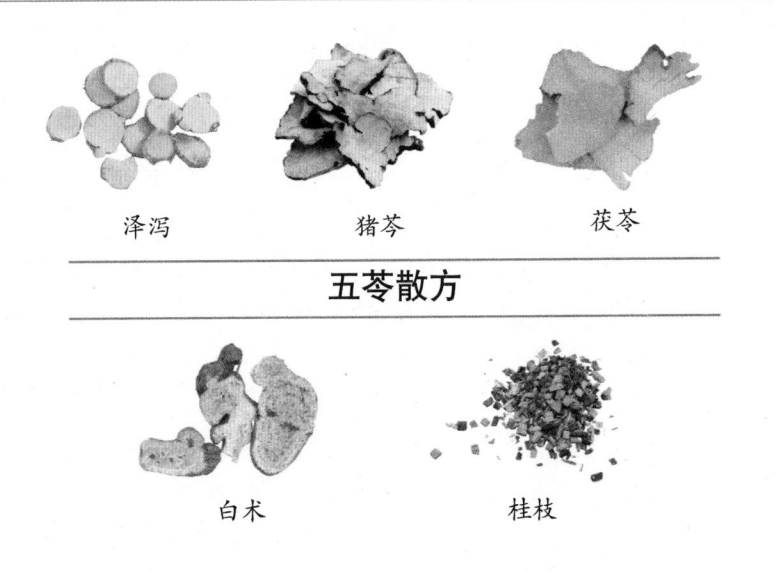

泽泻　　　　　猪苓　　　　　茯苓

五苓散方

白术　　　　　桂枝

附方

《外台》茯苓饮：治心胸中有停痰宿水，自吐出水后，心胸间虚气，满不能食，消痰气，令能食。

《外台》茯苓饮：用来治疗心胸中有水饮痰涎停留，在吐出胸中的水饮之后，心胸里的有形实邪已经祛除，因为心胸部胀满，不想吃东西。此方剂能消痰理气，增强病人的食欲。

> 茯苓 人参 白术各三两 枳实二两 橘皮二两半 生姜四两
> 上六味，水六升，煮取一升八合，分温三服，如人行八九里进之。

把上面六味药用六升水煎煮，在还剩一升八合时分成三次温服，等过了大概走八九里路的时间之后可以再次服用。

> 咳家，其脉弦，为有水，十枣汤主之（方见上）。

病人经常咳嗽，脉象是弦脉，是有水饮停留的缘故，可以用十枣汤治疗。

> 夫有支饮家，咳烦，胸中痛者，不卒死，至一百日或一岁，宜十枣汤（方见上）。

病人往日就有支饮，咳嗽，心烦，胸中疼痛，如果没有突然死亡，就可以拖延一百天乃至一年，可以用十枣汤治疗。

> 久咳数岁，其脉弱者，可治；实大数者，死。其脉虚者必苦冒，其人本有支饮在胸中故也，治属饮家。

病人咳嗽了数年没好，如果脉象见弱，就可以治疗；如果脉象见实大数，难治。如果脉象虚，则必定出现严重的头晕目眩，这是支饮原本就停留在胸中的缘故，可以按照治疗痰饮的方法治疗。

> 咳逆，倚息不得卧，小青龙汤主之（方见上及肺痈中）。

病人咳嗽气逆，靠着东西坐着，不能平躺着呼吸，可以用小青龙汤治疗。

> 青龙汤下已，多唾口燥，寸脉沉，尺脉微，手足厥逆，气从小腹

上冲胸咽，手足痹，其面翕热如醉状，因复下流阴股，小便难，时复冒者，与茯苓桂枝五味子甘草汤，治其气冲。

服用了小青龙汤，有很多痰和口水，但嘴里干燥，寸脉有沉象，尺脉有微象，手脚厥冷，感觉有气从小腹上冲到胸部和咽部，手足都麻木，脸色红，发热，像喝醉了一样，紧接着气又向下回到大腿内侧，小便不畅，经常有昏冒的病人，可以用茯苓桂枝五味子甘草汤，治疗其冲气上逆的症状。

桂苓五味甘草汤方

茯苓四两 桂枝四两（去皮） 甘草三两（炙） 五味子半升

上四味，以水八升，煮取三升，去滓，分三温服。

桂苓五味甘草汤方

把上面四味药用八升水煎煮，在还剩三升时去掉药渣，分成三次温服。

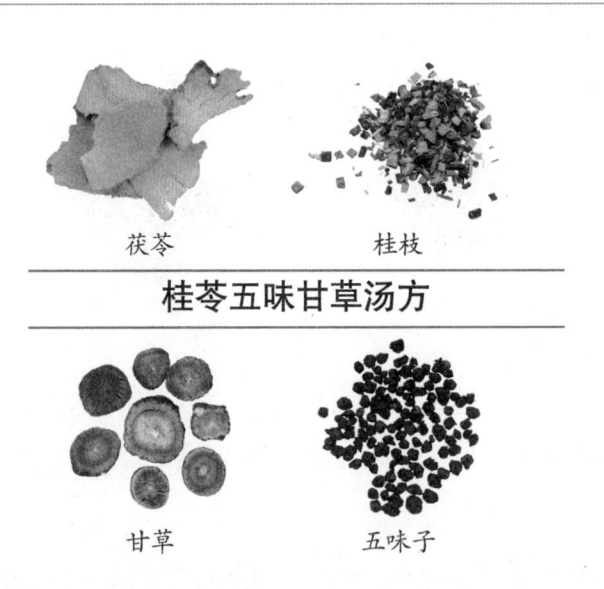

茯苓　　　　　　桂枝

桂苓五味甘草汤方

甘草　　　　　　五味子

冲气即低，而反更咳，胸满者，用桂苓五味甘草汤，去桂加干姜、细辛，以治其咳满。

服用了茯苓桂枝五味子甘草汤后，上冲之气得到平复，咳嗽反而更加严重，胸膈满闷的病人，可以用桂苓五味甘草汤去掉桂枝加入干姜和细辛，以治疗咳嗽胸满。

苓甘五味姜辛汤方

茯苓^{四两} 甘草 干姜 细辛^{各三两} 五味子^{半升}

上五味，以水八升，煮取三升，去滓，温服半升，日三服。

苓甘五味姜辛汤方

把上面五味药用八升水煎煮，在还剩三升时去掉药渣，每次温服半升，每天三次。

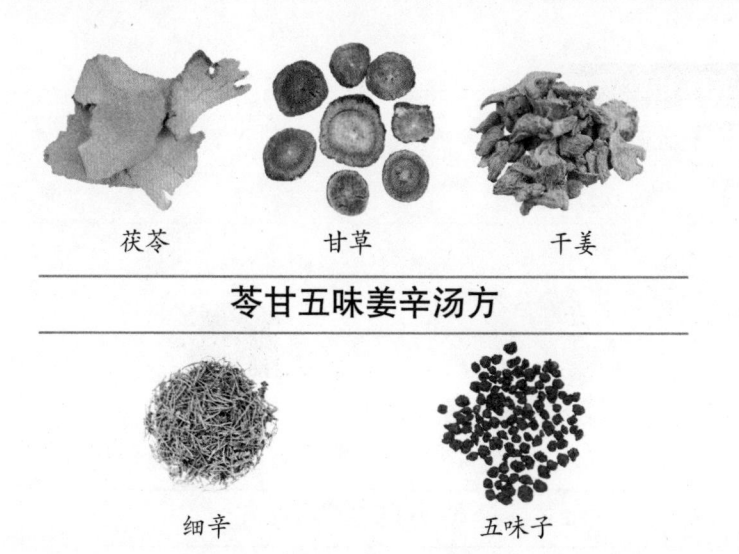

茯苓　　　　甘草　　　　干姜

苓甘五味姜辛汤方

细辛　　　　　　五味子

咳满即止，而更复渴，冲气复发者，以细辛、干姜为热药也。服之当遂渴，而渴反止者，为支饮也。支饮者，法当冒，冒者必呕，呕者复内半夏，以去其水。

服用了苓甘五味姜辛汤之后，咳嗽和胸满的症状消失，口渴的症状又出现，是因为冲气复发了，干姜、细辛属于热性药。吃了干姜、细辛以后应该口渴，如今却不渴，是因为有支饮停留。病人得了支饮，应该会觉得头昏目眩，同时伴有呕吐，这样的病人在原来的方剂中加入半夏，用来祛除水饮。

桂苓五味甘草去桂加干姜细辛半夏汤方

茯苓四两 甘草 细辛 干姜各二两 五味子 半夏各半升

上六味，以水八升，煮取三升，去滓，温服半升，日三服。

桂苓五味甘草去桂加干姜细辛半夏汤方

把上面六味药用八升水煎煮，在还剩三升时去掉药渣，温服半升，每天三次。

水去呕止，其人形肿者，加杏仁主之。其证应内麻黄，以其人逐痹，故不内之。若逆而内之者，必厥。所以然者，以其人血虚，麻黄发其阳故也。

服用桂苓五味甘草去桂加干姜细辛半夏汤之后，水饮祛除，呕吐也消失，但病人的身体却出现浮肿，此时可以在之前的方剂中加入杏仁。理论上这种症状应该加麻黄，但因为病人原来就手足麻木，于是不再用麻黄。如果不顾这一点依然加入麻黄，则病人必定有手脚冰凉的症状出现。原因是病人血虚，麻黄则发越阳气，会更加耗阳伤阴。

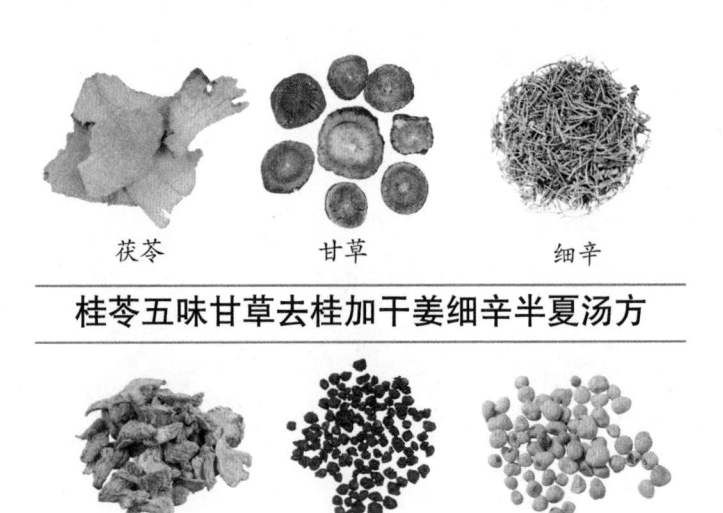

茯苓　　　　甘草　　　　细辛

桂苓五味甘草去桂加干姜细辛半夏汤方

干姜　　　　五味子　　　　半夏

苓甘五味加姜辛半夏杏仁汤方

茯苓四两　甘草三两　五味子半升　干姜三两　细辛三两　半夏半升　杏仁半升（去皮尖）

上七味，以水一斗，煮取三升，去滓，温服半升，日三服。

苓甘五味加姜辛半夏杏仁汤方

把上面七味药用一斗水煎煮，在还剩三升时去掉药渣，每次温服半升，每天三次。

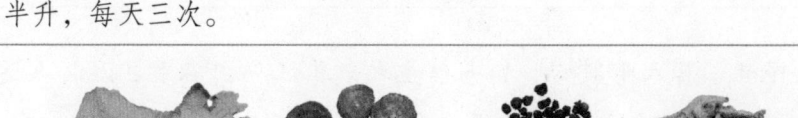

茯苓　　　　甘草　　　　五味子　　　干姜

苓甘五味加姜辛半夏杏仁汤方

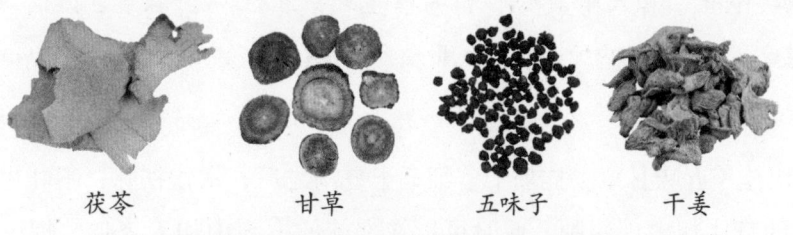

细辛　　　　半夏　　　　杏仁

若面热如醉，此为胃热上冲熏其面，加大黄以利之。

面部发热，像喝醉酒一样，这是因为胃热上冲到了面部，可以在苓甘五味加姜辛半夏杏仁汤里加入大黄，以清胃热。

苓甘五味加姜辛半杏大黄汤方

茯苓四两　甘草三两　五味子半升　干姜三两　细辛三两　半夏半升　杏仁半升　大黄三两

上八味，以水一斗，煮取三升，去滓，温服半升，日三服。

苓甘五味加姜辛半杏大黄汤方

把上面八味药用一斗水煎煮，在还剩三升时去掉药渣，每次温服半升，每天三次。

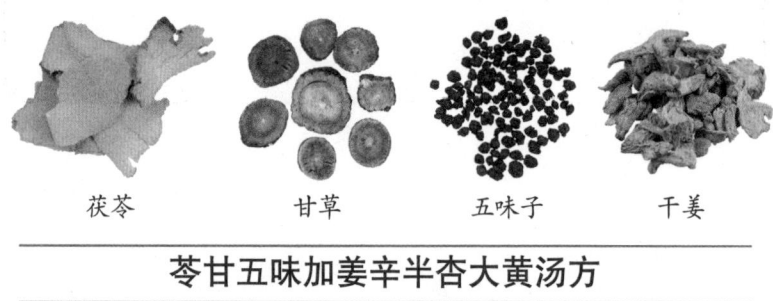

茯苓　　　　甘草　　　　五味子　　　　干姜

苓甘五味加姜辛半杏大黄汤方

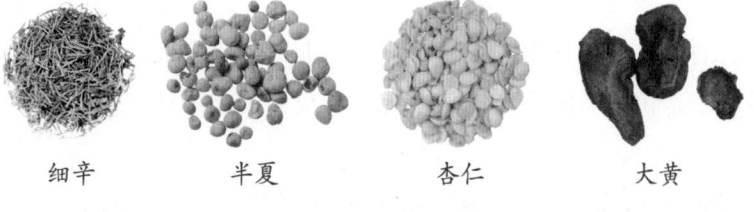

细辛　　　　半夏　　　　杏仁　　　　大黄

先渴后呕，为水停心下，此属饮家，小半夏茯苓汤主之（方见上）。

先是口渴，继而呕吐，是因为水饮在心下停留，这种平时就有饮病的病人，可以用小半夏茯苓汤治疗。

消渴小便不利淋病脉证并治第十三

脉证九条 方六首

厥阴之为病，消渴，气上冲心，心中疼热，饥而不欲食，食即吐，下之不肯止。

厥阴病的症状包括口渴喝很多水，气逆上冲到心胸部位，心中疼痛灼热，感觉饥饿又不想进食，吃完东西就呕吐，如果用了攻下法，就会腹泻不止。

寸口脉浮而迟，浮即为虚，迟即为劳，虚则卫气不足，劳则荣气竭。

跌阳脉浮而数，浮即为气，数即消谷而大坚（一作紧），气盛则溲数，溲数即坚，坚数相搏，即为消渴。

寸口脉象浮且迟，脉浮表示阳虚，脉迟表示虚劳，阳虚会卫阳不足，虚劳会营气衰竭。

跌阳脉浮而数，脉浮表示胃中邪气盛，脉数表示胃热，容易饥饿而大便坚硬，胃中邪气盛会导致小便频数，小便频数就会导致大便坚硬，大便坚硬和小便频数同时出现，就是消渴病。

男子消渴，小便反多，以饮一斗，小便一斗，肾气丸主之（方见脚气中）。

男子患上消渴病，小便却增多，喝一斗水，小便也有一斗，可以用肾气丸治疗。

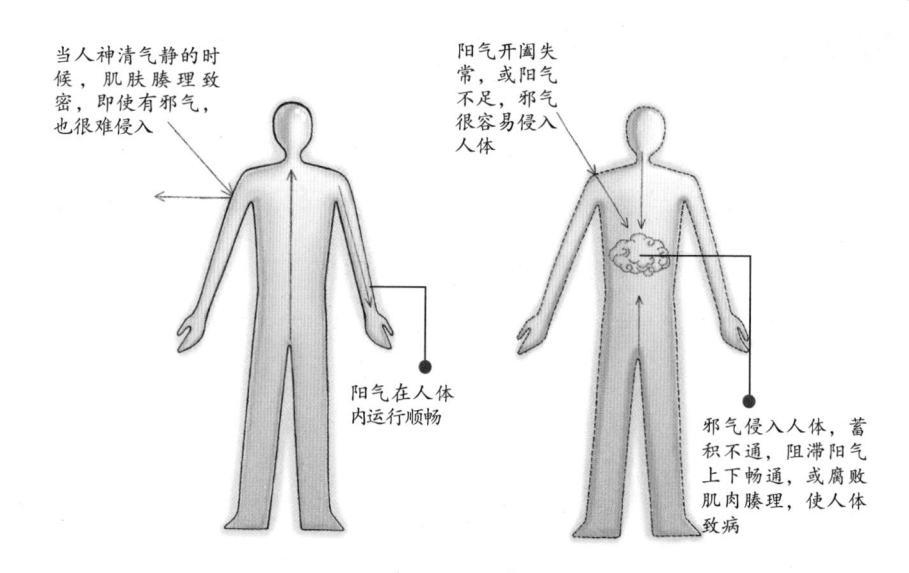

当人神清气静的时候，肌肤腠理致密，即使有邪气，也很难侵入

阳气在人体内运行顺畅

阳气开阖失常，或阳气不足，邪气很容易侵入人体

邪气侵入人体，蓄积不通，阻滞阳气上下畅通，或腐败肌肉腠理，使人体致病

风邪与阳气

脉浮，小便不利，微热消渴者，宜利小便、发汗，五苓散主之。

脉象浮，小便不通利，有轻度发热且口渴的患者，可以用通利小便和发汗法，可以用五苓散治疗。

渴欲饮水，水入则吐者，名曰水逆，五苓散主之（方见上）。

口渴想要喝水，但喝完就会呕吐，这样的病症叫作水逆，可以用五苓散治疗。

渴欲饮水不止者，文蛤散主之。

口渴想喝水，但喝水后并不止渴的病人，可以用文蛤散治疗。

文蛤散方

文蛤五两

上一味，杵为散，以沸汤五合，和服方寸匕。

文蛤散方

把文蛤捣成细末，用五合开水调和，服用方寸匕。

淋之为病，小便如粟状，小腹弦急，痛引脐中。

淋病的症状表现有小便会排出粟状物，小腹拘急，疼痛牵引到腹中。

跌阳脉数，胃中有热，即消谷引食，大便必坚，小便即数。

跌阳部脉象数，表明胃里有邪热，所以消化五谷的能力会变强进而吃得多，大便必然坚硬，小便频数。

淋家不可发汗，发汗则必便血。

病人得淋病时间长了，就不能用发汗法治疗，如果已经用了发汗法则必定会引发尿血。

小便不利者，有水气，其人若渴，用栝蒌瞿麦丸主之。

病人小便不通畅，是水饮在体内停留的缘故，病人如果觉得口渴，可以用栝蒌瞿麦丸治疗。

栝蒌瞿麦丸方

栝蒌根二两 茯苓 薯蓣各三两 附子一枚（炮）瞿麦一两

上五味，末之，炼蜜丸梧子大，饮服三丸，日三服。不知，增至七八丸，以小便利，腹中温为知。

栝蒌瞿麦丸方

把上面五味药打成粉末，和蜂蜜炼制成像梧桐子一样大小的药丸，每次用水送服三丸，每天三次。如果觉得没有见效，就每次增加到七八丸，见效的表现为小便畅通，腹中温暖。

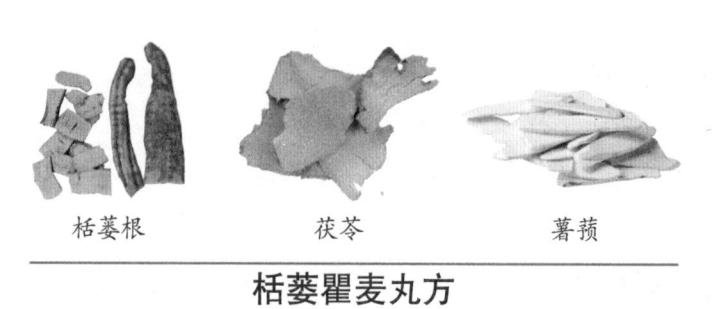

| 栝蒌根 | 茯苓 | 薯蓣 |

栝蒌瞿麦丸方

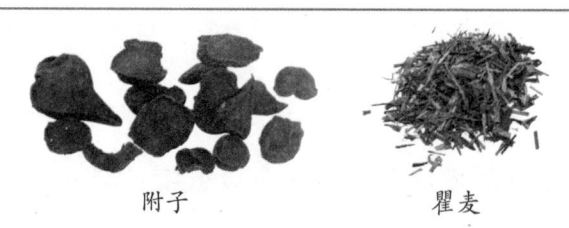

| 附子 | 瞿麦 |

小便不利，蒲灰散主之，滑石白鱼散、茯苓戎盐汤并主之。

病人小便不通畅，依据情况的不同，在蒲灰散、滑石白鱼散、茯苓戎盐汤三种方剂中选择合适的治疗。

蒲灰散方

蒲灰七分 滑石三分

上二味，杵为散，饮服方寸匕，日三服。

蒲灰散方

把蒲灰、滑石两味药捣成细末，用水送服方寸匕，每天三次。

滑石白鱼散方

滑石二分 乱发二分（烧） 白鱼二分

上三味，杵为散，饮服半钱匕，日三服。

滑石白鱼散方

把滑石、乱发、白鱼三味药捣成细末，用水送服半钱匕，每天三次。

茯苓戎盐汤方

茯苓半斤 白术二两 戎盐弹丸大，一枚

上三味，先将茯苓、白术煎成，入戎盐，再煎，分温三服。

茯苓戎盐汤方

把茯苓、白术、戎盐三味药，先煎煮茯苓和白术，然后放入戎盐一起煎煮，分成三次温服。

渴欲饮水，口干舌燥者，白虎加人参汤主之（方见中暍中）。

病人口渴想要喝水，口干舌燥，可以用白虎加人参汤治疗。

脉浮发热，渴欲饮水，小便不利者，猪苓汤主之。

病人脉象浮，发热，口渴想喝水，小便也不通畅，可以用猪苓汤治疗。

猪苓汤方

猪苓去皮 茯苓 阿胶 滑石 泽泻各一两

上五味，以水四升，先煮四味，取二升，去滓，内胶烊消，温服七合，日三服。

猪苓汤方

把上面五味药用四升水煎煮，先煎煮除了阿胶之外的四味药，煎煮至还剩两升时去掉药渣，放入阿胶烊化，每次温服七合，每天三次。

水气病脉证并治第十四

论七首 脉证五条 方八首

师曰：病有风水，有皮水，有正水，有石水，有黄汗。风水其脉自浮，外证骨节疼痛，恶风；皮水其脉亦浮，外证跗肿，按之没指，不恶风，其腹如鼓，不渴，当发其汗；正水其脉沉迟，外证自喘；石水其脉自沉，外证腹满不喘；黄汗其脉沉迟，身发热，胸满，四肢头面肿，久不愈，必致痈脓。

老师说：水气病分风水、皮水、正水、石水、黄汗五种。风水的脉象是浮脉，症状表现为骨节疼痛，怕风；皮水的脉象也是浮脉，症状表现为皮肤浮肿，手指按压皮肤表面会凹陷不起，不怕风，腹部胀大像鼓一样，不口渴，应该用发汗法治疗；正水的脉象沉而迟，症状表现为气喘，石水的脉象沉，症状表现

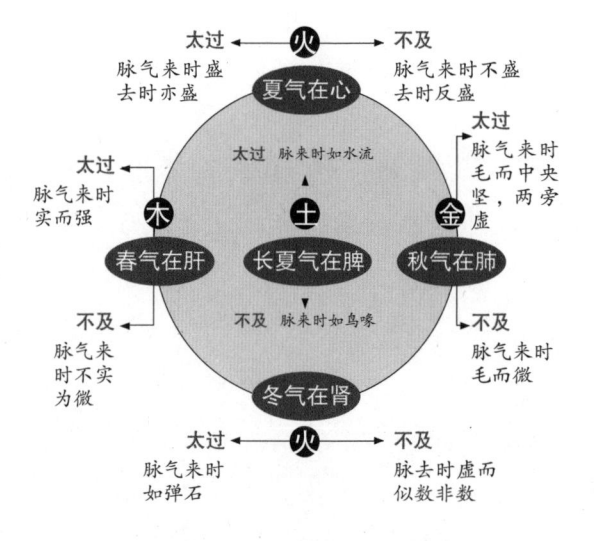

四时脉象太过与不及导致的疾病

为腹部胀满但不喘；黄汗的脉象也沉迟，身体发热，胸部胀满，四肢和头都浮肿，如果患病很久都没治好，则必定导致痈脓。

脉浮而洪，浮则为风，洪则为气，风气相搏，风强则为瘾疹，身体为痒，痒为泄风，久为痂癞。气强则为水，难以俯仰。风气相击，身体洪肿，汗出乃愈。恶风则虚，此为风水；不恶风者，小便通利，上焦有寒，其口多涎，此为黄汗。

脉象浮而洪，脉浮表示受了风邪，脉洪表示水气充盈，风邪和水气相互搏结，如果风邪强于水气则皮肤出疹子，身体发痒，这些症状是风邪外泄的表现，发痒时间长了就会形成痂癞病；如果水气强于风邪，则身体俯仰困难。如果风邪和水气都强，互相作用，会全身浮肿，可以用发汗法治疗。病人怕风表示表虚，是风水病；病人浮肿，不怕风，小便通利，是上焦虚寒，口中涎沫多，是黄汗病。

寸口脉沉滑者，中有水气，面目肿大，有热，名曰风水。视人之目窠上微拥，如蚕新卧起状，其颈脉动，时时咳，按其手足上，陷而不起者，风水。

病人寸口脉脉象沉滑，表示身体里有水邪停留，面目浮肿，发热，叫作风水。病人的两眼胞微肿，像蚕一样，也像刚睡醒一样，颈部脉管跳动，经常咳嗽，用手按病人的手脚，皮肤凹陷不起、失去弹性的叫作风水。

太阳病，脉浮而紧，法当骨节疼痛，反不疼，身体反重而酸，其人不渴，汗出即愈，此为风水。恶寒者，此为极虚，发汗得之。

渴而不恶寒者，此为皮水。

身肿而冷，状如周痹，胸中窒，不能食，反聚痛，暮躁不得眠，此为黄汗，痛在骨节。

咳而喘，不渴者，此为脾胀，其状如肿，发汗即愈。

然诸病此者，渴而下利，小便数者，皆不可发汗。

患上太阳病，脉象浮而紧，理论上应该骨节疼痛，但是却并不疼，身体感到沉重酸楚，口不渴，用发汗法后可以治愈，这是风水病。如果有怕冷的症状，是身体极度虚弱又因为发汗伤了卫阳的缘故。

病人口渴但不怕冷，是皮水病。

身体浮肿，发冷，症状像周痹病一样，胸中憋闷，无法进食，骨节疼痛，晚上烦躁不安，无法入睡，这是黄汗病。

咳嗽气喘，口不渴，是脾胀，症状和水肿相似，用发汗法可以治愈。

以上这些病症，病人只要得了其中一种，有口渴，腹泻，小便频数的症状，都不能用发汗法治疗。

> 里水者，一身面目黄肿，其脉沉，小便不利，故令病水。假如小便自利，此亡津液，故令渴也，越婢加术汤主之（方见中风）。

病人患上皮水病，全身和脸部及眼部都浮肿得厉害，脉象是沉脉，小便不通畅，于是导致水邪在病人体内停留。如果小便通畅，是因为津液已经损伤，因此会觉得口渴，可以服用越婢加术汤治疗。

> 趺阳脉当伏，今反紧，本自有寒，疝瘕，腹中痛，医反下之，下之即胸满短气。

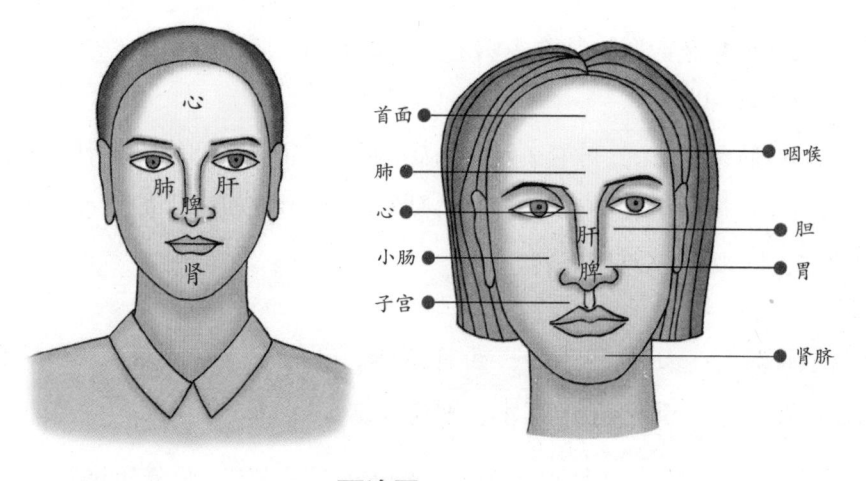

面诊图

跌阳脉当伏，今反数，本自有热，消谷，小便数，今反不利，此欲作水。

跌阳脉的脉象应该沉伏，现在却出现紧脉，这是因为病人身体里原来就有寒邪，诸如寒邪，疝瘕，小腹疼痛等，医生却用了苦寒攻下法，攻下后立即会引起胸满、气短的症状。

跌阳脉的脉象应该沉伏，现在却出现数象，是因为病人身体里原来就有热邪，消化能力强，小便频数，现在却小便不通畅，这是快要发生水气病的征兆。

寸口脉浮而迟，浮脉则热，迟脉则潜，热潜相搏，名曰沉。跌阳脉浮而数，浮脉即热，数脉即止，热止相搏，名曰伏。沉伏相搏，名曰水。沉则络脉虚，伏则小便难，虚难相搏，水走皮肤，即为水矣。

寸口脉脉象浮而迟，脉浮表示有邪热，脉迟表示有阴寒潜藏，邪热和潜藏的阴寒相互结合，叫作沉。跌阳脉脉象浮而数，脉浮表示有邪热，脉数表示卫气伏止于下，热和止相互结合，叫作伏。沉和伏相互结合，叫作水。沉表示营血虚而络脉空虚，伏表示阳气不化而小便不畅，络脉空虚和小便困难相互结合，会导致水邪泛溢于皮肤，于是形成水气病。

寸口脉弦而紧，弦则卫气不行，即恶寒，水不沾流，走于肠间。
少阴脉紧而沉，紧则为痛，沉则为水，小便即难。
脉得诸沉，当责有水，身体肿重。水病脉出者死。

寸口部脉象弦而紧，脉弦表示卫气运行不畅，所以会怕冷，水液无法正常运行而流去肠间。

少阴脉脉象紧而沉，脉紧表示有痛症，脉沉表示有水邪停留，所以小便困难。

诊脉发现脉象沉，应该是有水邪停留，身体肿胀沉重。如果水气病的沉脉暴出而无根，则病情难以好转。

夫水病人，目下有卧蚕，面目鲜泽，脉伏，其人消渴。病水腹大，小便不利，其脉沉绝者，有水，可下之。

病人患了水气病，下眼胞浮肿，像蚕卧在下眼皮上，脸部和眼睛光亮润泽，脉象伏，病人口渴，喝水很多也不解渴。病人腹部胀大，小便不畅，脉象沉，甚至很难摸到，是因为体内有水邪停留，可以用攻下法治疗。

问曰：病下利后，渴饮水，小便不利，腹满阴肿者，何也？答曰：此法当病水，若小便自利及汗出者，自当愈。

有人问：腹泻之后，口渴想要喝水，小便不通畅，腹部胀满，前阴水肿，这是得了什么病？老师回答：照这个趋势发展下去，应该会形成水气病，如果小便通畅，可以出汗，则疾病会自行痊愈。

心水者，其身重而少气，不得卧，烦而躁，其人阴肿。

肝水者，其腹大，不能自转侧，胁下腹痛，时时津液微生，小便续通。

肺水者，其身肿，小便难，时时鸭溏。

脾水者，其腹大，四肢苦重，津液不生，但苦少气，小便难。

肾水者，其腹大，脐肿腰痛，不得溺，阴下湿如牛鼻上汗，其足逆冷，面反瘦。

病人患上心水病，身体会沉重，少气无力，无法平卧，精神烦躁，前阴肿大。

病人患上肝水病，会腹部胀大，身体无法随意转动，胁下和腹部疼痛，口中常常有少许津液，小便有时通畅有时不通畅。

病人患上肺水病，会身体浮肿，小便困难，大便经常稀得像鸭粪一样。

病人患上脾水，腹部胀大，四肢沉重，口中不产生津液，感到少气无力，小便困难。

病人患上肾水，腹部胀大，脐部肿胀，腰疼，小便不畅，前阴潮湿，像牛鼻子上的汗一样，两脚冰凉，面部反而消瘦。

师曰：诸有水者，腰以下肿，当利小便；腰以上肿，当发汗乃愈。

师曰：寸口脉沉而迟，沉则为水，迟则为寒，寒水相搏，趺阳脉伏，水谷不化，脾气衰则鹜溏，胃气衰则身肿。少阳脉卑，少阴脉细，男子则小便不利，妇人则经水不通。经为血，血不利则为水，名曰血分。

老师说：患上水气病的病人，腰部以下水肿的，可以用通利小便的方法治疗；腰部以上浮肿的，可以用发汗法治疗。

老师说：寸口脉的脉象沉而迟，脉沉表示有水邪，脉迟表示有虚寒，虚寒和水邪相互搏结，所以趺阳脉见到伏脉，吃的东西不能消化，脾气虚弱以致大便溏泄，胃气衰弱则会全身浮肿。少阳脉沉而弱，少阴脉脉象细，如果出现在男子身上则小便不畅，如果出现在女子身上则月经不调。月经的来源是血液，经血不通畅就会产生水肿，所以称作血分。

师曰：寸口脉沉而数，数则为出，沉则为入，出则为阳实，入则为阴结。趺阳脉微而弦，微则无胃气，弦则不得息。少阴脉沉而滑，沉则为在里，滑则为实，沉滑相搏，血结胞门，其藏不泻，经络不通，名曰血分。

老师说：寸口脉数脉主阳邪，沉脉主阴邪。数脉出而沉脉入是阳邪在外而阴邪在内，说明阳实阴结。趺阳脉脉象微，说明胃气虚，脉象弦说明肝血凝结以致气不通畅，呼吸因而无法正常。少阴脉脉沉，表示阴邪在里，滑主实邪，而表现在少阴肾和膀胱部之间，经血凝结于胞门处，无法通畅，这是水病血分的另一种证候。

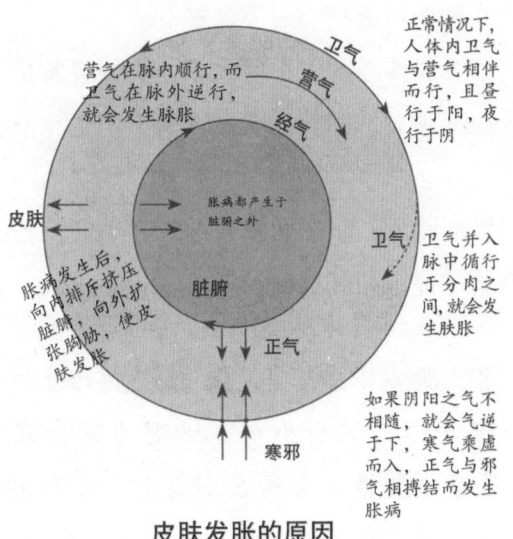

皮肤发胀的原因

问曰：病有血分，水分，何也？师曰：经水前断后病水，名曰血分，此病难治；先病水，后经水断，名曰水分，此病易治。何以故？去水，其经自下。

有人问：夫人的病有血分和水分，怎么分辨呢？老师回答：如果月经先停止，而后出现水肿，名为血分，这种病比较难治；如果先出现了水肿，然后才停经，则是水分，这种病比较容易治。这是因为什么？是因为祛除了水邪，于是月经自然就通畅了。

问曰：病者苦水，面目身体四肢皆肿，小便不利，脉之，不言水，反言胸中痛，气上冲咽，状如炙肉，当微咳喘，审如师言，其脉何类？

师曰：寸口脉沉而紧，沉为水，紧为寒，沉紧相搏，结在关元，始时当微，年盛不觉，阳衰之后，荣卫相干，阳损阴盛，结寒微动，肾气上冲，喉咽塞噎，胁下急痛。医以为留饮，而大下之，气击不去，其病不除。后重吐之，胃家虚烦，咽燥欲饮水，小便不利，水谷不化，面目手足浮肿。又与葶苈丸下水，当时如小差，食饮过度，肿复如前，胸胁苦痛，象若奔豚，其水扬溢，则浮咳喘逆。当先攻击冲气令止，乃治咳；咳止，其喘自差。先治新病，病当在后。

有人问：病人得了水气病，脸部、眼胞、身体、四肢都浮肿，小便不畅，诊脉时病人不说是水肿，反而说胸中疼痛，觉得有气逆冲到咽喉，咽中好像有肉块塞住的感觉，有轻微的咳嗽气喘出现，如果像老师所说的那样，这种情况该是什么脉象？

老师回答：寸口脉脉象沉而紧，脉沉表示有水邪，脉紧表示有虚寒，水邪和虚寒相互结合，在下焦凝结，刚开始还比较轻微，并且身体年轻强壮，也不易察觉，等阳气渐衰之后，营卫失调，阳虚阴盛，在下焦凝结的水寒之邪随肾气向上逆冲，以致咽喉部梗塞不通，胁下拘急疼痛。医生认为是留饮，于是使用了峻猛的苦寒药攻下，导致逆冲的寒气没有消除，连正气也因为药物攻伐过猛而受损，于是病情得不到缓解。接下来又用吐法，反而使胃气虚损，烦闷，咽里干燥想要喝水，小便不通畅，饮食不能消化，脸部、眼胞、四肢浮肿。医生又用葶苈丸攻逐水饮，刚开始浮肿可能稍微减轻，之后由于饮食过度，浮肿还会恢复成以前那样，胸胁部也会感到非常疼痛。病症发作起来如同奔豚病一般，水气向上逆冲，上迫于肺，导致咳嗽气喘。这个时候治疗应该优先缓解气冲，使气冲先停止，然后再治疗咳嗽；咳嗽消失了，则气喘也会好。应当先治疗后出现的症状，之前的病症放到后面再治疗。

> 风水，脉浮身重，汗出，恶风者，防己黄芪汤主之。腹痛加芍药。

病人患上风水病，脉象浮，身体沉重，出汗，怕风，可以用防己黄芪汤治疗。如果还有腹痛的症状再加入芍药。

防己黄芪汤方（方见湿病中）

风水，恶风，一身浮肿，脉浮不渴，续自汗出，无大热，越婢汤主之。

患上风水病，全身浮肿，脉象浮，口不渴，出汗不停止，身体没有明显的发热，可以用越婢汤治疗。

越婢汤方

麻黄六两 石膏半斤 生姜三两 大枣十五枚 甘草二两

上五味，以水六升，先煮麻黄，去上沫，内诸药，煮取三升，分温三服。恶风者，加附子一枚，炮。风水加术四两（《古今录验》）。

越婢汤方

把上面五味药用六升水煎煮，先煮麻黄，去掉浮沫，再放入其他药物，煎煮至还剩三升时，分成三次温服。病人如果怕风，就再加一枚炮附子。皮水患者再加四两白术。

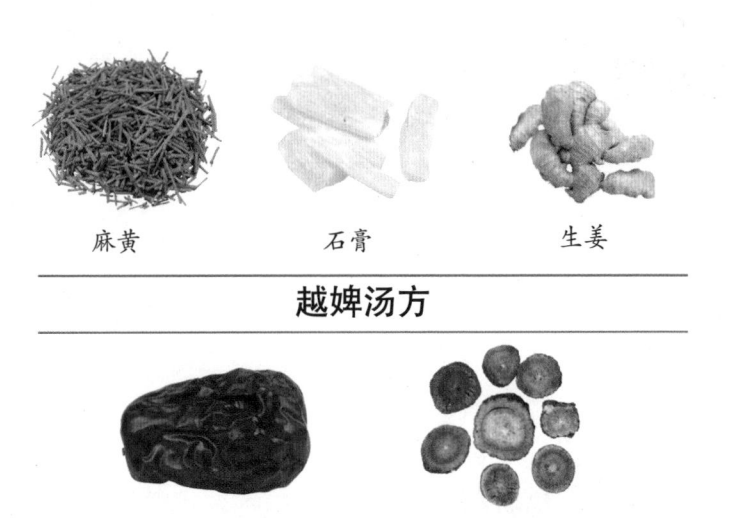

麻黄　　　　　石膏　　　　　生姜

越婢汤方

大枣　　　　　甘草

皮水为病，四肢肿，水气在皮肤中，四肢聂聂动者，防己茯苓汤主之。

病人患上皮水病，四肢浮肿，水邪流溢于皮肤，四肢肌肉轻微颤动，可以服用防己茯苓汤治疗。

防己茯苓汤方

防己三两 黄芪三两 桂枝三两 茯苓六两 甘草二两

上五味，以水六升，煮取二升，分温三服。

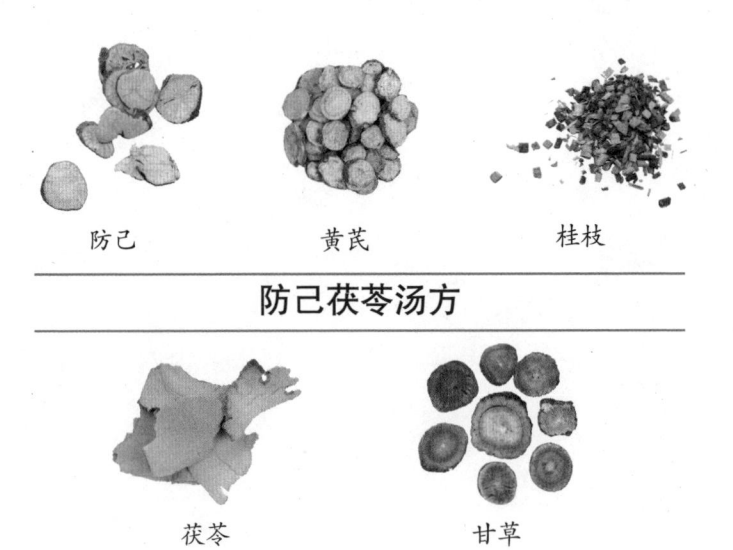

防己　　　　　黄芪　　　　　桂枝

防己茯苓汤方

茯苓　　　　　甘草

防己茯苓汤方

把上面五味药用六升水煎煮，在还剩二升时，分成三次温服。

里水，越婢加术汤主之；甘草麻黄汤亦主之。

患上皮水病的病人，可以用越婢加术汤治疗；也可以用甘草麻黄汤治疗。

甘草麻黄汤方

甘草二两 麻黄四两

上二味，以水五升，先煮麻黄，去上沫，内甘草，煮取三升，温服一升，重复汗出，不汗，再服，慎风寒。

甘草麻黄汤方

把甘草和麻黄这两味药用五升水煎煮，先煮麻黄，去掉浮沫，加入甘草，煎煮至还剩三升时温服一升，病人服后应多次出汗，如果不出汗就继续服用，在过程中要注意预防风寒。

水之为病，其脉沉小，属少阴；浮者为风。无水虚胀者，为气。水，发其汗即已。脉沉者宜麻黄附子汤；浮者宜杏子汤。

风水和正水这种病，脉象沉小的，是肾阳不足引发的正水；脉象浮的，是外感风邪引发的风水。如果没有水邪出现就腹部胀满，是气胀。水气病，用发汗法就可治愈。脉沉的，可以用麻黄附子汤治疗；脉浮的，可以用杏子汤治疗。

麻黄附子汤方

麻黄三两 甘草二两 附子一枚（炮）

上三味，以水七升，先煮麻黄，去上沫，内诸药，煮取二升半，温服八分，日三服。

麻黄附子汤方

把麻黄、甘草、附子这三味药，用七升水先煮麻黄，去掉浮沫，加入其他药物，煎煮至还剩二升半时，每次温服八合，每天三次。

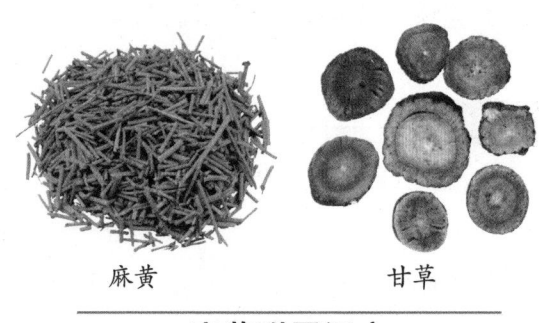

麻黄　　　　　　　甘草

麻黄附子汤方

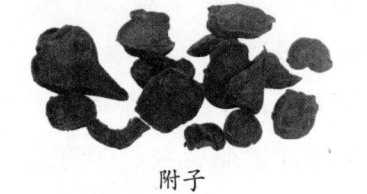

附子

杏子汤方（未见，恐是麻黄杏仁甘草石膏汤）

厥而皮水者，蒲灰散主之（方见消渴中）。

病人患上皮水病，且手脚冰凉，可以用蒲灰散治疗。

问曰：黄汗之为病，身体肿（一作重），发热汗出而渴，状如风水，汗沾衣，色正黄如柏汁，脉自沉，何从得之？师曰：以汗出入水中浴，水从汗孔入得之，宜芪芍桂酒汤主之。

有人问：黄汗的症状有身体浮肿，发热，出汗，口渴，症状和风水病相似，出的汗沾在衣服上，颜色黄得像黄柏汁，脉象沉，这种病是怎么引发的？老师回答：出汗后，没等汗水干就去水里洗澡，湿邪从汗孔侵入人体，于是得病，可以用芪芍桂酒汤治疗。

黄芪芍药桂枝苦酒汤方

黄芪五两 芍药三两 桂枝三两

上三味，以苦酒一升，水七升，相和，煮取三升，温服一升，当心烦，服至六七日乃解。若心烦不止者，以苦酒阻故也（一方用美酒醯代苦酒）。

黄芪芍药桂枝苦酒汤方

把黄芪、芍药、桂枝三味药，用一升米醋和七升水混合均匀。煎煮至还剩三升时每天温服一升，服用之后会觉得心中烦热，服用六七天以后烦热会得到缓解。如果烦热不能停止，是醋酸阻滞的缘故。

黄汗之病，两胫自冷；假令发热，此属历节。食已汗出，又身常暮盗汗出者，此劳气也。若汗出已反发热者，久久其身必甲错。发热不止者，必生恶疮。若身重，汗出已辄轻者，久久必身瞤，瞤即胸中痛，又从腰以上必汗出，下无汗腰髋弛痛，如有物在皮中状，剧者不能食，身疼重，烦躁，小便不利，此为黄汗，桂枝加黄芪汤主之。

黄汗病，小腿会局部发冷；如果小腿反而发热，则是历节病。吃完饭后出汗，而且经常晚上也会盗汗，这样的患者是虚劳病。如果出汗后，身体的发热依旧存在，时间长了皮肤就会干燥粗糙，如同鱼鳞一样。如果发热一直持续不退，则必定形成恶疮、痈脓。病人如果身体沉重，出汗后觉得轻快，时间长了会肌肉瞤动，紧接着会胸中疼痛，并且仅在上半身出汗，腰部以下不出汗，腰髋部无力且疼痛，如同有虫在皮肤下爬行一般，症状严重的时候无法进食，全身都沉重疼痛，烦躁，小便不畅，这属于黄汗病，可以用桂枝加黄芪汤治疗。

桂枝加黄芪汤方

桂枝 芍药各三两 甘草二两 生姜三两 大枣十二枚 黄芪二两

上六味，以水八升，煮取三升，温服一升，须臾饮热稀粥一升余，以助药力，温服取微汗。若不汗，更服。

桂枝加黄芪汤方

把上面六味药用八升水煎煮，在还剩三升时温服一升，稍等一下再喝一升热粥，帮忙发挥药力，温服是为了促进出汗，如果不出汗就继续服用。

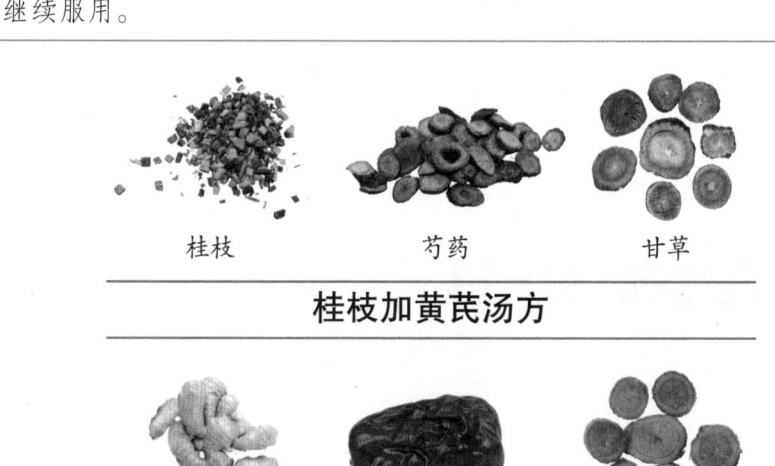

桂枝　　　　　芍药　　　　　甘草

桂枝加黄芪汤方

生姜　　　　　大枣　　　　　黄芪

师曰：寸口脉迟而涩，迟则为寒，涩为血不足。趺阳脉微而迟，微则为气，迟则为寒。寒气不足，则手足逆冷，手足逆冷，则荣卫不利；荣卫不利，则腹满肠鸣相逐，气转膀胱，荣卫俱劳；阳气不通，即身冷，阴气不通，即骨疼；阳前通，则恶寒，阴前通，则痹不仁；阴阳相得，其气乃行，大气一转，其气乃散；实则失气，虚则遗尿，名曰气分。

老师说：寸口脉脉象迟而涩，脉迟表示虚寒，脉涩表示血虚。趺阳脉脉象微而迟，脉微表示气虚，脉迟表示虚寒，阳气不足，内生寒气就会手脚冰冷，荣卫不通，腹部胀满和肠鸣也会出现；寒邪传入膀胱，营卫都会虚弱，阴阳不通，就会身冷、骨节疼痛，然后怕冷、肌肤麻木；阴阳平衡协调，气机就会通畅，气行则水行，水气也会随之消散；如果多见失气，属于气实，如果病症出现遗尿，属于气虚，这种叫作气分病。

气分，心下坚，大如盘，边如旋杯，水饮所作，桂枝去芍药加麻辛附子汤主之。

患上气分病后，心下部位痞硬，大小像盘子一样，边缘如同旋转的杯子一样，这是水饮积聚的缘故，可以用桂枝去芍药加麻辛附子汤治疗。

桂枝去芍药加麻黄细辛附子汤方

桂枝三两 生姜三两 甘草二两 大枣十二枚 麻黄 细辛各二两 附子一枚（炮）

上七味，以水七升，煮麻黄，去上沫，内诸药，煮取二升，分温三服，当汗出，如虫行皮中，即愈。

桂枝去芍药加麻黄细辛附子汤方

把上面七味药，用七升水先煮麻黄，去掉浮沫，放入其他药物，煎煮至还剩二升时，分成三次温服，服用之后应该出汗，觉得像有虫子在皮肤里爬行，病即可痊愈。

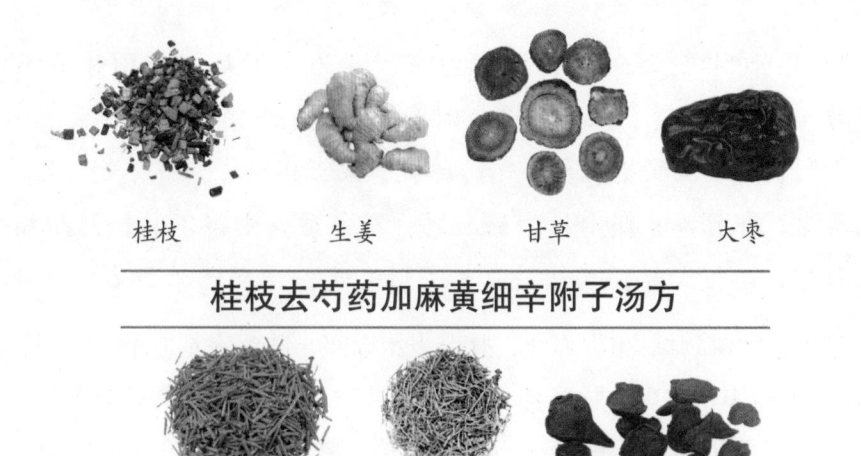

桂枝　　　　生姜　　　　甘草　　　　大枣

桂枝去芍药加麻黄细辛附子汤方

麻黄　　　　细辛　　　　附子

心下坚大如盘，边如旋盘，水饮所作，枳术汤主之。

心下痞硬，大小像盘子一样，边缘如同放置的盘子一样，这是水饮积聚的缘故，可以用枳术汤治疗。

枳术汤方

枳实七枚　白术二两

上二味，以水五升，煮取三升，分温三服，腹中软，即当散也。

枳术汤方

把枳实和白术两味药，用五升水煎煮，在还剩三升时分成三次温服，服用之后如果腹部的坚硬变得柔软，是水气开始消散的表现。

附方

《外台》防己黄芪汤：治风水，脉浮为在表，其人或头汗出，表无他病，病者但下重，从腰以上为和，腰以下当肿及阴，难以屈伸（方见风湿中）。

《外台》防己黄芪汤：治疗风水，脉象浮表明病在表，病人头部出汗，但没有发热怕冷的症状，仅是下肢沉重，腰部之上没有症状，腰部之下会有些浮肿，影响外阴，肢体不方便屈伸。

黄疸病脉证并治第十五

论二首 脉证十四条 方七首

寸口脉浮而缓，浮则为风，缓则为痹。痹非中风，四肢苦烦，脾色必黄，瘀热以行。

寸口脉脉象浮缓，脉浮表示有风邪，脉缓表示有湿邪闭阻。湿邪闭阻和中风病不一样，四肢会烦扰不适，脾主黄色，脾胃中蕴结的湿热，外行于体表，就成为黄疸。

趺阳脉紧而数，数则为热，热则消谷，紧则为寒，食即为满。尺脉浮为伤肾，趺阳脉紧为伤脾。风寒相搏，食谷即眩，谷气不消，胃中苦浊，浊气下流，小便不通，阴被其寒，热流膀胱，身体尽黄，名曰谷疸。额上黑，微汗出，手足中热，薄暮即发，膀胱急，小便自利，名曰女劳疸；腹如水状不治。心中懊憹而热，不能食，时欲吐，名曰酒疸。

趺阳脉脉象紧而数，脉数表示有内热，胃热容易消化；脉紧表示脾有寒湿，进食后腹部胀满。尺脉浮表明肾虚阳浮，趺阳脉紧表明寒气伤脾。风寒之邪相互结合，进食后就会觉得头昏目眩，食物无法消化，胃也被湿热所困，湿热之邪下传到膀胱，会导致小便不畅，足太阴脾感受寒湿，加上流进膀胱的湿热，因此全身发黄，称作谷疸。如果额部发黑，一到傍晚就微微出汗，手脚心发热，小腹拘急，小便却通畅，称为女劳疸；如果有腹中胀满的症状，像是有腹水一样，则难以治疗。如果胃中燥热难安，无法进食，而且一直感觉恶心想吐，这是酒疸。

阳明病，脉迟者，食难用饱，饱则发烦头眩，小便必难，此欲作谷疸。虽下之，腹满如故，所以然者，脉迟故也。

病人患上阳明病，脉象迟，吃东西不敢吃饱，吃饱了又觉得心中烦躁，头昏目眩，则小便一定困难，病情即将发展为谷疸。此时如果用攻下法，腹部胀满的情况并不会得到缓解，造成这种状况的原因是脉迟。

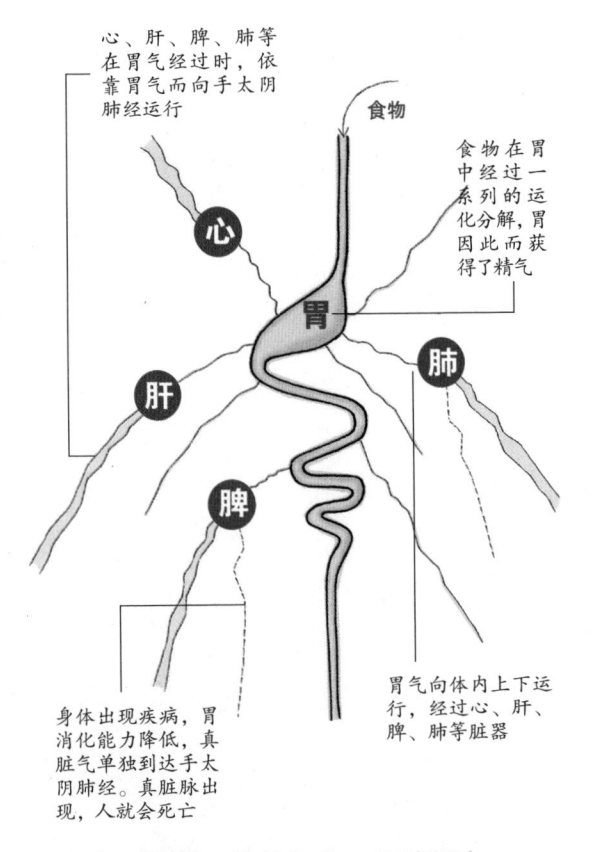

心、肝、脾、肺等在胃气经过时，依靠胃气而向手太阴肺经运行

食物

食物在胃中经过一系列的运化分解，胃因此而获得了精气

心

胃

肺

肝

脾

身体出现疾病，胃消化能力降低，真脏气单独到达手太阴肺经。真脏脉出现，人就会死亡

胃气向体内上下运行，经过心、肝、脾、肺等脏器

胃是五脏精气衰、旺的根本

夫病酒黄疸，必小便不利，其候心中热，足下热，是其证也。

酒黄疸者，或无热，靖言了了，腹满欲吐，鼻燥，其脉浮者，先吐之；沉弦者，先下之。

酒疸，心中热，欲呕者，吐之愈。

143

酒疸下之，久久为黑疸，目青面黑，心中如啖蒜齑状，大便正黑，皮肤爪之不仁，其脉浮弱，虽黑微黄，故知之。

病人患上酒疸，则必定小便不畅，心中烦热，脚底发热，这些都是典型的症状。

病人患上酒疸病，有的人并没有发热，反而安静少语，腹部胀满想吐，鼻腔干燥，如果只是脉象浮，可先用吐法治疗；如果脉象沉弦，可先用攻下法治疗。

病人患上酒疸，心中烦热，想要呕吐，用吐法可以治愈。

患上酒疸之后，用了攻下法，时间长了病情并没有好转，逐渐发展成了黑疸，病人面部和眼部都发青发黑，心里有灼热感，像吃了大蒜一样，大便颜色黑，肌肤麻木不仁，用手抓也没有感觉，脉象浮而无力，病人脸色虽然发黑，但却稍透出些黄色，由此可知该病是黄疸演变来的。

师曰：病黄疸，发热烦喘，胸满口燥者，以病发时，火劫其汗，两热所得。然黄家所得，从湿得之。一身尽发热而黄，肚热，热在里，当下之。

老师说：病人患了黄疸病，发热，心烦，气喘，胸胁胀满，口中干燥，是因为病情初期误用了火攻法强行出汗造成的，黄疸病本来就是湿热蕴结所致，如今又用了火攻法，两热相叠，病情自然会加重。但是黄疸病的发生还和湿有关。全身发热，皮肤发黄，腹中灼热，表明热邪在里，可以用攻下法治疗。

脉沉，渴欲饮水，小便不利者，皆发黄。

病人脉象沉，口渴想要喝水，小便不通畅，最后都会发展成黄疸病。

腹满，舌痿（舌痿疑作身痿）黄，躁不得睡，属黄家。

腹部胀满，皮肤发黄而不润泽，心里烦躁不能安睡，属于黄疸病。

黄疸之病，当以十八日为期，治之十日以上瘥，反极为难治。

患上黄疸病，十八天左右应该就能够痊愈。如果治疗之后，病情在十天里有了好转，则容易痊愈；如果治疗之后病情反而严重了，则很难治愈。

疸而渴者，其疸难治；疸而不渴者，其疸可治。发于阴部，其人必呕；阳部，其人振寒而发热也。

病人患上黄疸病，又口渴，难以治疗；患上黄疸病但不渴，容易治。黄疸病发于脏腑之里，病人必定会呕吐；发于表，就会恶寒，发热。

谷疸之为病，寒热不食，食即头眩，心胸不安，久久发黄，为谷疸，茵陈蒿汤主之。

谷疸的症状为恶寒，发热，不想吃东西，胸中烦闷不安，时间久了就会全身发黄，形成谷疸，可以服用茵陈蒿汤治疗。

茵陈蒿汤方

茵陈蒿六两 栀子十四枚 大黄二两

上三味，以水一斗，先煮茵陈，减六升，内二味，煮取三升，去滓，分温三服。小便当利，尿如皂角汁状，色正赤，一宿腹减，黄从小便去也。

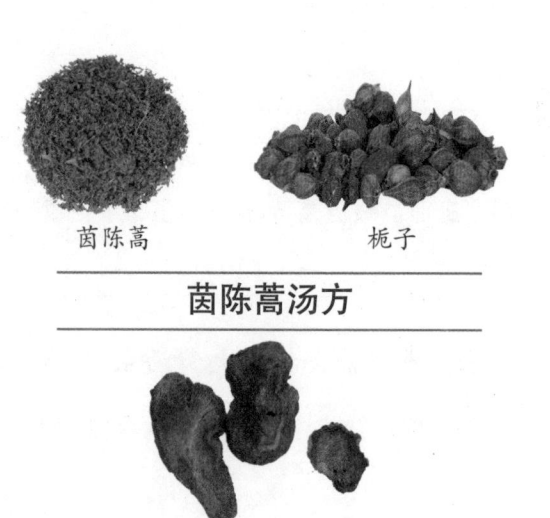

茵陈蒿　　　　栀子

茵陈蒿汤方

大黄

茵陈蒿汤方

把茵陈蒿、栀子、大黄三味药，用一斗水先煮茵陈，在水减少六升时放入其他药物，煎煮至还剩三升时去掉药渣，分成三次温服。服药之后应该小便畅通，尿的颜色也应该和皂角汁一样，又红又褐。第二天时腹满应该有所减轻，因为湿热之邪随小便泄出了。

黄家日晡所发热，而反恶寒，此为女劳得之；膀胱急，少腹满，身尽黄，额上黑，足下热，因作黑疸。其腹胀如水状，大便必黑，时溏，此女劳之病，非水也。腹满者难治。消石矾石散主之。

患上黄疸病，通常会在下午3~5点发热，现在却不发热而恶寒，这是房劳伤肾的缘故；膀胱拘急，小腹胀满，全身发黄，额头发黑，脚心发热，表明得了黄疸。如果腹部胀满像有腹水一样，大便发黑，还会溏泄，表明得了女劳疸，而不是水气病。有这种腹部胀满的症状出现，就难以治疗了。可以用硝石矾石散治疗。

硝石矾石散方

硝石 矾石（烧，等分）

上二味，为散，以大麦粥汁，和服方寸匕，日三服。病随大小便去，小便正黄，大便正黑，是候也。

硝石矾石散方

把硝石和矾石两味药，打成细末，用大麦粥汁调和，每次服用一方寸匕，每天三次。病邪应该随着大小便排出，小便发黄，大便发黑，表明病邪排出了，是正常现象。

酒黄疸，心中懊憹，或热痛，栀子大黄汤主之。

病人患上酒疸病，胃脘部烦杂或疼痛、发热，可以用栀子大黄汤治疗。

栀子大黄汤方

栀子十四枚 大黄一两 枳实五枚 豉一升

上四味，以水六升，煮取二升，分温三服。

栀子大黄汤方

把上面四味药，用六升水煎煮，在还剩二升时分成三次温服。

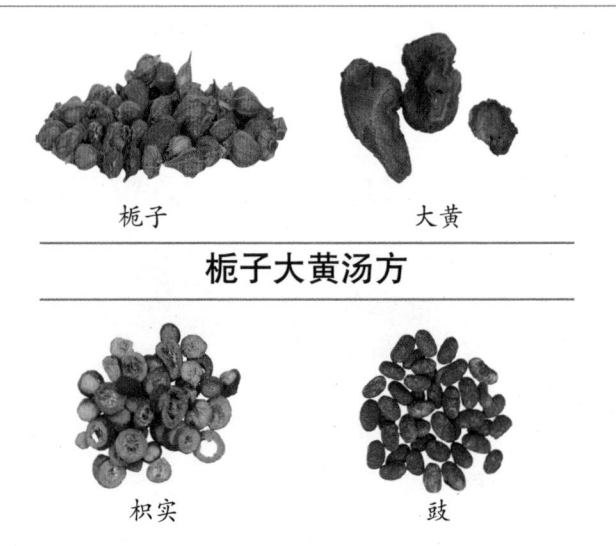

栀子　　　　　　大黄

栀子大黄汤方

枳实　　　　　　豉

诸病黄家，但利其小便。假令脉浮，当以汗解之，宜桂枝加黄芪汤主之（方见水病中）。

大部分患上黄疸病的病人，只需要通利小便就行；如果病人脉浮，应当用发汗法缓解，可以用桂枝加黄芪汤治疗。

诸黄，猪膏发煎主之。

各种黄疸病，可以用猪膏发煎治疗。

猪膏发煎方

猪膏半斤 乱发如鸡子大三枚

上二味，和膏中煎之，发消药成，分再服，病从小便出。

猪膏发煎方

　　猪膏和乱发两味药混合，乱发放到油脂膏里煎，等乱发化掉之后药也煎好了，分成两次服用，病邪应该会随着大小便排出。

黄疸病，茵陈五苓散主之（一本云茵陈汤及五苓散并主之）。

病人患上黄疸病，可以用茵陈五苓散治疗。

茵陈五苓散方

茵陈蒿末十分 五苓散五分（方见痰饮中）

上二物和，先食饮方寸匕，日三服。

茵陈五苓散方

　　把茵陈蒿末、五苓散两味药混合均匀，吃饭之前服用一方寸匕，每天三次。

黄疸腹满，小便不利而赤，自汗出，此为表和里实，当下之，宜大黄硝石汤。

　　患上黄疸病，腹部胀满，小便不畅而且颜色发黄，自汗出，是肌表无病而内有实热的缘故，应该用攻下法，可以用大黄硝石汤治疗。

大黄硝石汤方

大黄 黄柏 硝石各四两 栀子十五枚

上四味，以水六升，煮取二升，去滓，内消，更煮取一升，顿服。

大黄硝石汤方

上面四味药，用六升水先煮除了硝石以外的三味药，煎煮至还剩二升时去掉药渣，放入硝石，煎煮至还剩一升时，一次服尽。

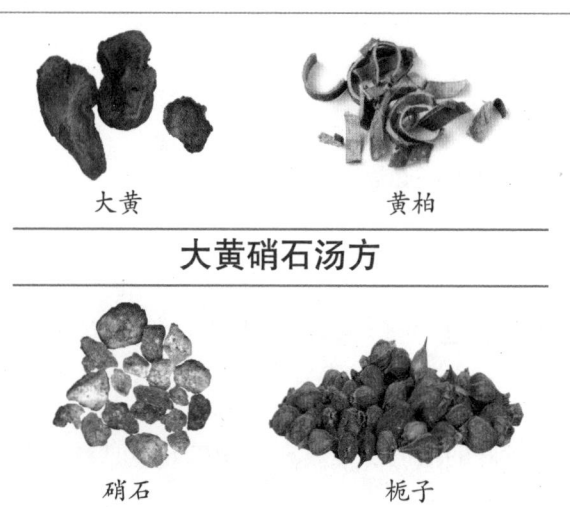

大黄　　　　　　黄柏

大黄硝石汤方

硝石　　　　　　栀子

黄疸病，小便色不变，欲自利，腹满而喘，不可除热，热除必哕。哕者，小半夏汤主之（方见痰饮中）。

患上黄疸病，小便颜色正常，想要大便通利，腹部胀满而气喘，不可用攻下法清热，如果误用了攻下法，则必定重伤中阳，导致胃气上逆引起呃逆。病人出现了呃逆，可以用小半夏汤治疗。

诸黄，腹痛而呕者，宜柴胡汤（必小柴胡汤，方见呕吐中）。

病人患上各类黄疸病，腹部疼痛而且呕吐，可以用柴胡汤治疗。

男子黄，小便自利，当与虚劳小建中汤（方见虚劳中）。

病人患上黄疸病，小便通畅，可以用治疗虚劳病的小建中汤治疗。

附方

瓜蒂汤：治诸黄（方见暍病中）。

瓜蒂汤：治疗各种黄疸。

《千金》麻黄醇酒汤：治黄疸。

《千金》麻黄醇酒汤：治疗黄疸。

麻黄三两

上一味，以美清酒五升，煮取二升半，顿服尽。冬月用酒，春月用水煮之。

把麻黄用五升质量好的清酒煎煮，在还剩二升半时，一次服尽。冬天用酒煎煮，春天用水煎煮。

惊悸吐衄下血胸满瘀血病脉证治第十六

脉证十二条 方五首

寸口脉动而弱，动即为惊，弱则为悸。

寸口部脉象动摇且软弱无力，脉动表示是惊狂不安，脉弱表示是心悸不宁。

师曰：尺脉浮，目睛晕黄，衄未止。晕黄去，目睛慧了，知衄今止。

老师说：尺部脉浮，眼睛昏黄看不清东西，表明鼻出血还未停止。等到看东西昏黄的情况消失，视物又重新清晰起来，表明鼻出血已经停止。

又曰：从春至夏衄者太阳，从秋至冬衄者阳明。

又说：春天和夏天，鼻出血多是由于太阳表热证导致，秋天和冬天的鼻出血多是由阳明里热引起的。

衄家不可汗，汗出必额上陷，脉紧急，直视不能眴，不得眠。

病人如果经常流鼻血，则不可用发汗法，否则出汗后会使额上两侧的经脉拘急，两眼直视而眼球不能随意转动，而且无法入睡。

病人面无色，无寒热。脉沉弦者，衄；浮弱，手按之绝者，下血；烦咳者，必吐血。

病人面无血色，不恶寒发热，脉象沉弦，就会鼻出血；脉象浮弱，重按就好像快要没有脉象的病人，会有便血的情况；如果心烦咳嗽，则一定会咳血。

夫吐血，咳逆上气，其脉数而有热，不得卧者死。

患者吐血，并且有咳嗽气喘的症状，脉数，身体发热不能平躺的，是一种将死的症候。

夫酒客咳者，必致吐血，此因极饮过度所致也。

病人长期喝酒，如果咳嗽，必定引发吐血，原因是饮酒过度导致气血逆乱。

寸口脉弦而大，弦则为减，大则为芤，减则为寒，芤则为虚，寒虚相击，此名曰革，妇人则半产漏下，男子则亡血。

参见《血痹虚劳病脉证并治第六》第13条。

亡血不可发其表，汗出则寒栗而振。

病人患了失血病，不能用发汗法解表，否则出汗后必定怕冷、寒战。

病人胸满，唇痿舌青，口燥，但欲漱水不欲咽，无寒热，脉微大来迟，腹不满，其人言我满，为有瘀血。

病人胸中胀满，唇舌干枯发青，口中干燥，想用水漱口但不想喝下去，不恶寒发热，脉象浮大而迟，腹部并没有胀大，但病人自己觉得腹部胀满不适，这些都是体内有淤血的缘故。

病者如热状，烦满，口干燥而渴，其脉反无热，此为阴伏，是瘀血也，当下之。

病人自己觉得发热，心烦，胸腹胀满，口中干燥，口渴，在脉象上显示却没有热象，这是热伏于阴分，是瘀血阻滞于内所导致的，可以用攻下淤血法治疗。

火邪者，桂枝去芍药加蜀漆牡蛎龙骨救逆汤主之。

误用了火劫发汗而引起的变证,可以用桂枝去芍药加蜀漆牡蛎龙骨救逆汤治疗。

桂枝救逆汤方

桂枝三两（去皮） 甘草二两（炙） 生姜三两 牡蛎五两（熬） 龙骨四两 大枣十二枚 蜀漆三两（洗去腥）

上为末，以水一斗二升，先煮蜀漆，减二升，内诸药，煮取三升，去滓，温服一升。

桂枝救逆汤方

把上面七味药打成粉末，用一斗二升水先煮蜀漆，煎煮至水少二升时放入其他药物，煎煮至还剩三升时去掉药渣，温服一升。

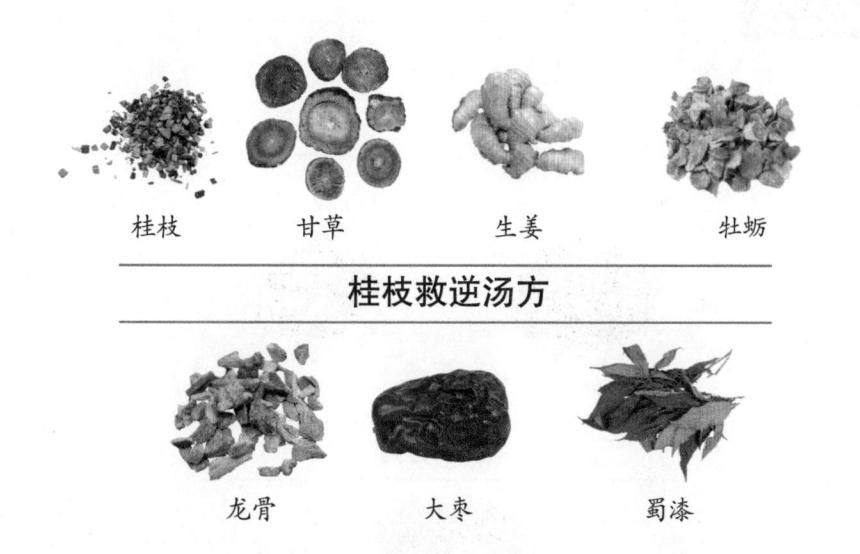

桂枝　　甘草　　生姜　　牡蛎

桂枝救逆汤方

龙骨　　大枣　　蜀漆

心下悸者，半夏麻黄丸主之。

病人心下悸动难安，可以用半夏麻黄丸治疗。

半夏麻黄丸方

半夏 麻黄等分

上二味，末之，炼蜜和丸，小豆大，饮服三丸，日三服。

半夏麻黄丸方

把半夏、麻黄两味药打成粉末，炼蜜制成像小豆一样大小的药丸，每次用水送服三丸，每天三次。

吐血不止者，柏叶汤主之。

病人吐血时间久了依然不停止，可以用柏叶汤治疗。

柏叶汤方

柏叶 干姜各三两 艾三把

上三味，以水五升，取马通汁一升，合煮取一升，分温再服。

柏叶汤方

上面三味药，用五升水加一升马通汁一起煎煮，还剩一升时分成两次温服。

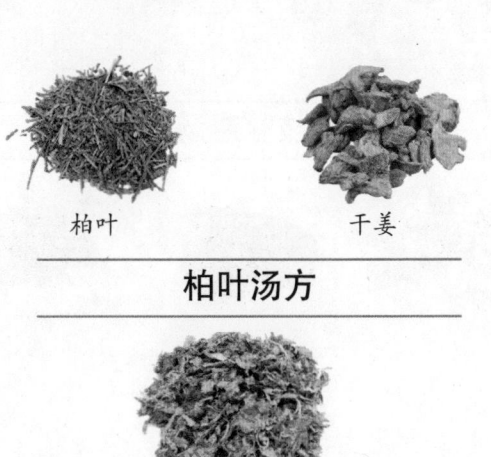

柏叶　　　　　干姜

柏叶汤方

艾

下血，先便后血，此远血也，黄土汤主之。

便血，先有大便而后出血的，是远血，可以用黄土汤治疗。

黄土汤方（亦主吐血、衄血）

甘草 干地黄 白术 附子（炮）阿胶 黄芩各三两 灶中黄土半斤

上七味，以水八升，煮取三升，分温二服。

黄土汤方

上面这七味药，用八升水煎煮，在还剩三升时分成两次温服。

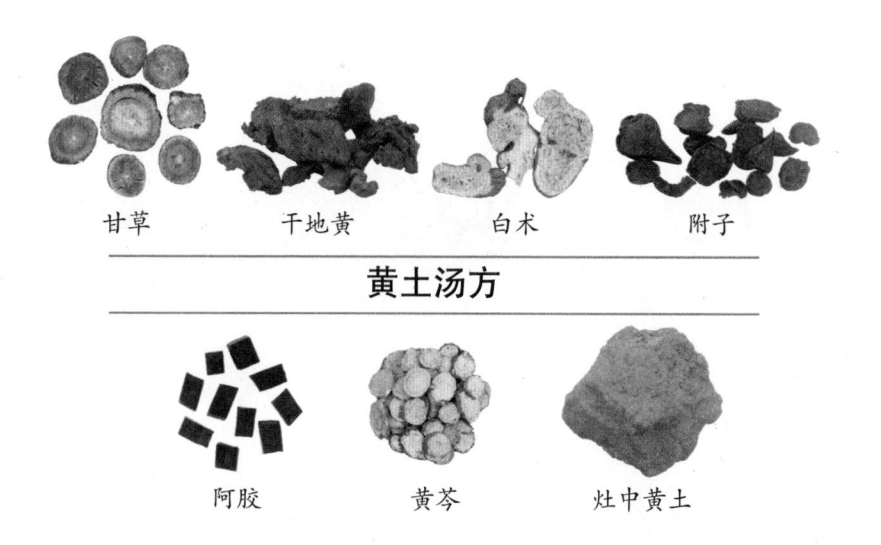

甘草　　　干地黄　　　白术　　　附子

黄土汤方

阿胶　　　黄芩　　　灶中黄土

下血，先血后便，此近血也，赤小豆当归散主之（方见狐惑中）。

便血，先出血而后才有大便的，是近血，可以用赤小豆当归散治疗。

心气不足，吐血，衄血，泻心汤主之。

内心烦躁难安，吐血，衄血的病人，可以用泻心汤治疗。

泻心汤方（亦治霍乱）

大黄二两 黄连 黄芩各一两

上三味，以水三升，煮取一升，顿服之。

泻心汤方

上面三味药，用三升水煎煮，在还剩一升时，一次服尽。

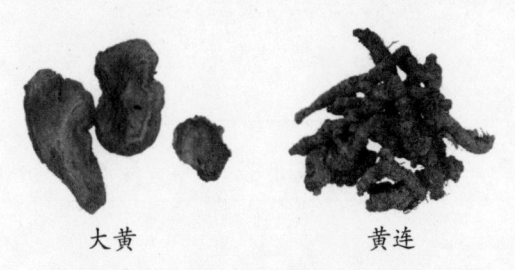

大黄　　　　　　黄连

泻心汤方

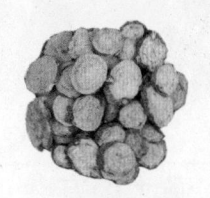

黄芩

呕吐哕下利病脉证治第十七

论一首 脉证二十七条 方二十三首

夫呕家有痈脓，不可治呕，脓尽自愈。

病人经常呕吐，又患有痈脓，不可以只治疗呕吐，等到痈脓排尽，呕吐自然会停止。

先呕却渴者，此为欲解；先渴却呕者，为水停心下，此属饮家。呕家本渴，今反不渴者，以心下有支饮故也，此属支饮。

病人先是呕吐，然后才口渴，是痰饮病即将痊愈的征兆；病人先是口渴，然后才呕吐，这说明心下有水饮停留，属于痰饮病。

呕吐频繁的人从理论上来说应该会口渴，却反而不渴，是因为心下有水饮停留，属于痰饮病。

问曰：病人脉数，数为热，当消谷引食，而反吐者，何也？师曰：以发其汗，令阳微，膈气虚，脉乃数，数为客热，不能消谷，胃中虚冷故也。

脉弦者虚也，胃气无余，朝食暮吐，变为胃反。寒在于上，医反下之，今脉反弦，故名曰虚。

有人问：病人的脉象数，脉数表示有热，理论上应该食欲大增，易于消化，如今却反而呕吐，是为什么呢？老师回答：因为误用了发汗法，损伤了阳气，导致宗气不足，因此出现数脉，是假热的表现，不能正常消化食物，是胃中虚寒的缘故。

弦脉表示内虚，胃中阳气亏虚，早晨吃的东西到了晚上就会吐出来，形成胃反病。本来就有中焦的虚寒，医生还误用了攻下法，导致出现弦脉，寒象更加严重。

> 寸口脉微而数，微则无气，无气则荣虚，荣虚则血不足，血不足则胸中冷。

寸口脉脉象微而数，脉微表示卫气不足，卫气不足则导致营虚，营虚则导致血虚，血不足就会导致胸中寒冷。

> 趺阳脉浮而涩，浮则为虚，涩则伤脾，脾伤则不磨，朝食暮吐，暮食朝吐，宿谷不化，名曰胃反。脉紧而涩，其病难治。

趺阳脉脉象浮且涩，脉浮表示胃气虚，脉涩表示脾气虚，脾气虚就不能正常消化食物，早上吃的食物到晚上就会吐出，晚上吃的食物到早上吐出，并且吐的还是并未消化的食物，这种病称为胃反。如果脉象紧而涩，则病难治。

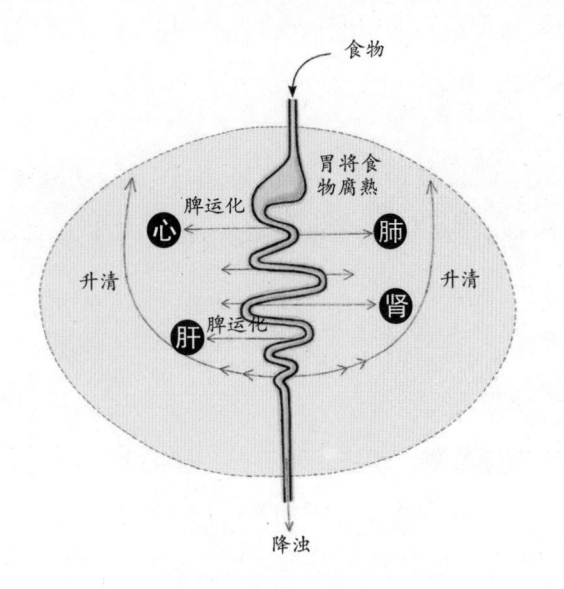

脾的运化与升清

病人欲吐者，不可下之。

哕而腹满，视其前后，知何部不利，利之即愈。

病人感觉想要呕吐，就不能用攻下法。

呃逆并且腹部胀满，应该审查大小便情况，弄清楚究竟是大便秘结还是小便不通造成的，只要小便通利了，呃逆就会痊愈。

呕而胸满者，茱萸汤主之。

病人呕吐并且胸中胀满，可以用茱萸汤治疗。

茱萸汤方

吴茱萸_{一升} 人参_{三两} 生姜_{六两} 大枣_{十二枚}

上四味，以水五升，煮取三升，温服七合，日三服。

茱萸汤方

把上面四味药用五升水煎煮，在还剩三升时，每次温服七合，每天三次。

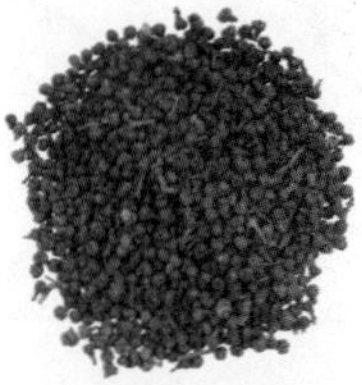

吴茱萸 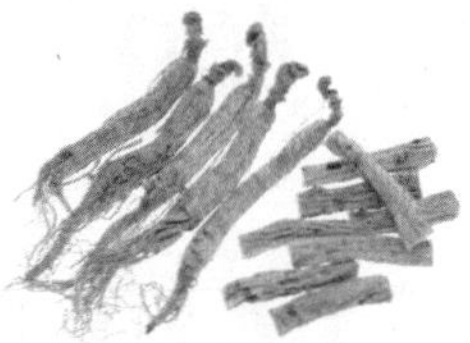　　　　　　人参

茱萸汤方

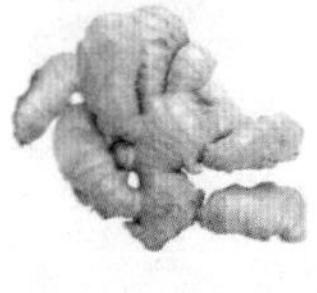

生姜 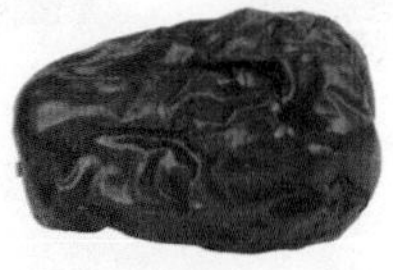　　　　　　大枣

干呕吐涎沫，头痛者，茱萸汤主之（方见上）。

病人干呕，口吐涎沫，头痛，可以用茱萸汤治疗。

呕而肠鸣，心下痞者，半夏泻心汤主之。

病人呕吐，同时还有肠鸣，心下痞满塞闷，可以用半夏泻心汤治疗。

半夏泻心汤方

半夏半升（洗） 黄芩 干姜 人参各三两 黄连一两 大枣十二枚 甘草三两（炙）

上七味，以水一斗，煮取六升，去滓再煮，取三升，温服一升，日三服。

半夏泻心汤方

上面七味药用一斗水煎煮，在还剩六升时去掉药渣，再煎煮至还剩三升时，每次温服一升，每天三次。

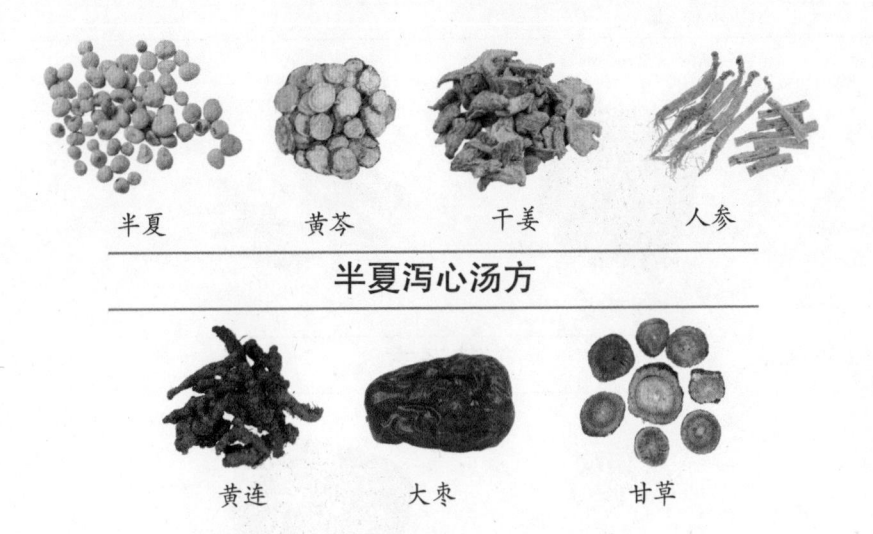

半夏　　　黄芩　　　干姜　　　人参

半夏泻心汤方

黄连　　　大枣　　　甘草

干呕而利者，黄芩加半夏生姜汤主之。

病人干呕，同时伴有腹泻，可以用黄芩加半夏生姜汤治疗。

黄芩加半夏生姜汤方

黄芩三两 甘草二两（炙） 芍药二两 半夏半升 生姜三两 大枣十二枚

上六味，以水一斗，煮取三升，去滓，温服一升，日再，夜一服。

黄芩加半夏生姜汤方

把上面六味药用一斗水煎煮，在还剩三升时去掉药渣，每次温服一升，白天服用两次，晚上服用一次。

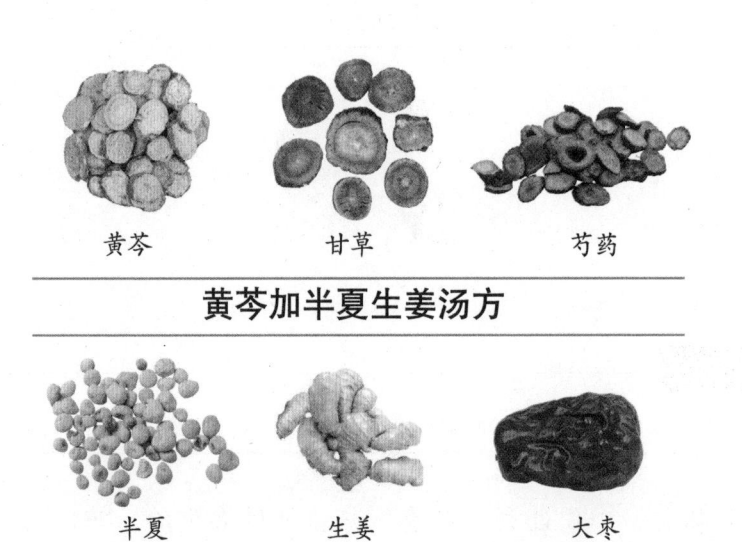

黄芩　　　甘草　　　芍药

黄芩加半夏生姜汤方

半夏　　　生姜　　　大枣

诸呕吐，谷不得下者，小半夏汤主之（方见痰饮中）。

病人有各种呕吐，吃不下东西的病症，可以用小半夏汤治疗。

呕吐而病在膈上，后思水者，解，急与之。思水者，猪苓散主之。

病人因为膈上有痰饮，以致发生呕吐，然后想要喝水，表明疾病就要痊愈了，应该马上给病人喝水。如果病人喝了水依然觉得渴，还想喝，可以用猪苓散治疗。

猪苓散方

猪苓 茯苓 白术各等分

上三味，杵为散，饮服方寸匕，日三服。

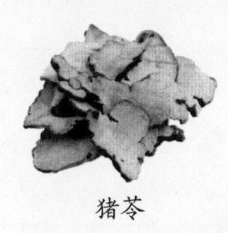
猪苓

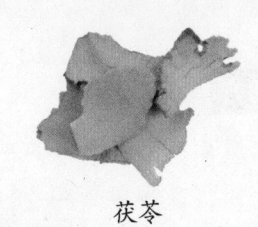
茯苓

猪苓散方

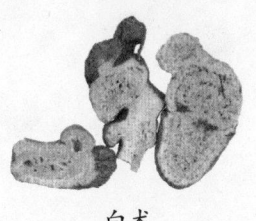
白术

猪苓散方

把上面三味药捣成细末，每次用水送服一方寸匕，每天三次。

呕而脉弱，小便复利，身有微热，见厥者难治，四逆汤主之。

病人呕吐以致脉弱无力，小便通畅，身体轻微发热，但手脚却冰凉，这种情况较为难治，可以用四逆汤治疗。

四逆汤方

附子一枚（生用） 干姜一两半 甘草二两（炙）

上三味，以水三升，煮取一升二合，去滓，分温再服。强人可大附子一枚，干姜三两。

四逆汤方

把上面三味药用三升水煎煮，在还剩一升二合时去掉药渣，分成两次温服。身体好的人可以用一枚大附子和三两干姜。

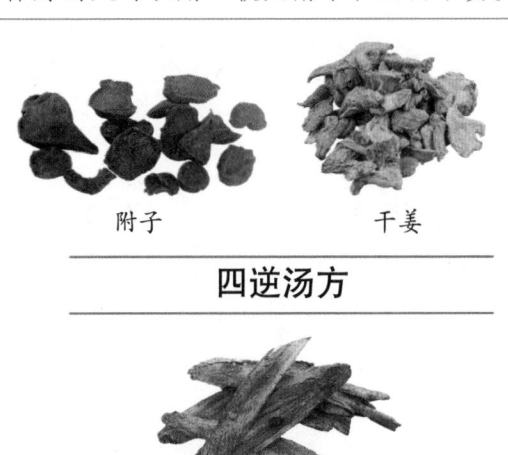

附子　　　　　干姜

四逆汤方

炙甘草

呕而发热者，小柴胡汤主之。

病人呕吐，同时有发热的症状，可以用小柴胡汤治疗。

小柴胡汤方

柴胡半斤 黄芩三两 人参三两 甘草三两 半夏半斤 生姜三两 大枣十二枚

上七味，以水一斗二升，煮取六升，去滓再煎，取三升，温服一升，日三服。

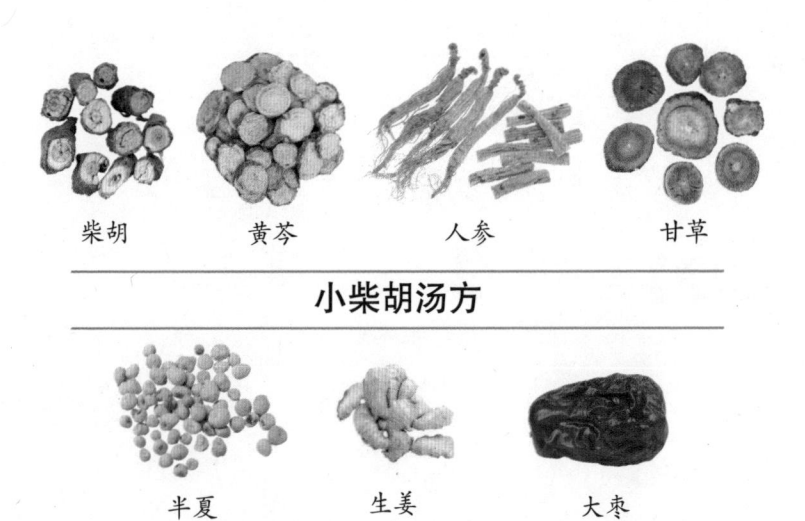

柴胡　　　黄芩　　　人参　　　甘草

小柴胡汤方

半夏　　　生姜　　　大枣

小柴胡汤方

　　把上面七味药用一斗二升水煎煮，在还剩六升时去掉药渣，煎煮
至还剩三升时每次温服一升，每天三次。

　　胃反呕吐者，大半夏汤主之（《千金》云：治胃反不受食，食入即吐；《外台》
云：治呕心下痞硬者）。

病人呕吐，属于胃反，可以用大半夏汤治疗。

大半夏汤方

半夏二升（洗完用）　人参三两　白蜜一升

上三味，以水一斗二升，和蜜扬之，二百四十遍，煮药取升半，
温服一升，余分再服。

大半夏汤方

　　把上面三味药用一斗二升水煎煮，和蜜混合，搅动二百四十次，
煎煮至还剩二升半时温服一升，剩下的分成两次服用。

　　食已即吐者，大黄甘草汤主之（《外台》方又治吐水）。

病人吃了东西马上就会吐出来，可以用大黄甘草汤治疗。

大黄甘草汤方

大黄四两　甘草一两

上二味，以水三升，煮取一升，分温再服。

大黄甘草汤方

　　大黄和甘草两味药，用三升水煮取一升药汁，分成两次温服。

胃反，吐而渴欲饮水者，茯苓泽泻汤主之。

病人呕吐出现反复，吐完口渴想要喝水，可以用茯苓泽泻汤治疗。

茯苓泽泻汤方 （《外台》云：治消渴脉绝，胃反吐食方。有小麦一升）

茯苓半斤 泽泻四两 甘草二两 桂枝二两 白术三两 生姜四两

上六味，以水一斗，煮取三升，内泽泻，再煮取二升半，温服八合，日三服。

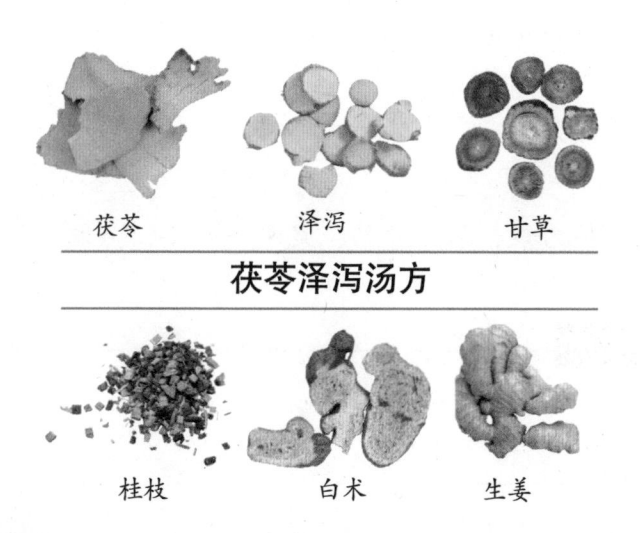

茯苓　　　　泽泻　　　　甘草

茯苓泽泻汤方

桂枝　　　　白术　　　　生姜

茯苓泽泻汤方

把上面六味药用一斗水煎煮，在还剩三升时加入泽泻，继续煎煮至还剩二升半时，每次温服八合，每天三次。

吐后，渴欲得水而贪饮者，文蛤汤主之，兼主微风，脉紧头痛。

病人呕吐之后，口渴想要喝水，但喝了很多还是觉得渴，可以用文蛤汤治疗，兼治微受风邪的脉紧头痛。

文蛤汤方

文蛤五两 麻黄 甘草 生姜各三两 石膏五两 杏仁五十枚 大枣十二枚

上七味，以水六升，煮取二升，温服一升，汗出即愈。

文蛤汤方

把上面七味药用六升水煎煮，在煎煮至还剩二升时，温服一升，服药后会出汗，疾病即可痊愈。

干呕，吐逆，吐涎沫，半夏干姜散主之。

病人干呕、呕吐呃逆、吐涎沫，可以用半夏干姜散治疗。

半夏干姜散方

半夏　干姜各等分

上二味，杵为散，取方寸匕，浆水一升半，煎取七合，顿服之。

半夏干姜散方

把半夏和干姜这两味药研成细末，取一方寸匕，用一升半浆水煎煮，在还剩七合时，一次服尽。

病人胸中似喘不喘，似呕不呕，似哕不哕，彻心中愦愦然无奈者，生姜半夏汤主之。

病人想喘又喘不出来，想呕吐也吐不出来，想呃逆也呃不出来，整个心胸和胃脘里都觉得烦躁难安，到了难以忍受的地步，可以用生姜半夏汤治疗。

生姜半夏汤方

半夏半斤　生姜汁一升

上二味，以水三升，煮半夏，取二升，内生姜汁，煮取一升半，小冷，分四服，日三夜一服。止，停后服。

生姜半夏汤方

半夏和生姜汁这两味药，用三升水先煮半夏，煎煮至还剩二升时，放入生姜汁，继续煎煮至还剩一升半，稍稍冷却后分成四次服用，白天服用三次，晚上服用一次。症状消失后就不必再服。

干呕，哕，若手足厥者，橘皮汤主之。

病人干呕，呃逆，如果还有手脚冰凉的症状，可以用橘皮汤治疗。

橘皮汤方

橘皮四两 生姜半斤

上二味，以水七升，煮取三升，温服一升，下咽即愈。

橘皮汤方

橘皮和生姜这两味药，用七升水煎煮，在还剩三升时温服一升，服完病就可痊愈。

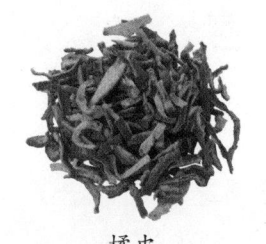

橘皮

橘皮汤方

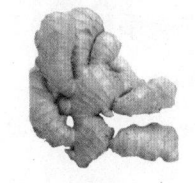

生姜

哕逆者，橘皮竹茹汤主之。

病人呃逆，同时手脚冰凉，可以用橘皮竹茹汤治疗。

橘皮竹茹汤方

橘皮二升 竹茹二升 大枣三十枚 生姜半斤 甘草五两 人参一两

上六味，以水一斗，煮取三升，温服一升。日三服。

橘皮竹茹汤方

把上面六味药用一斗水煎煮，在还剩三升时温服一升，每天三次。

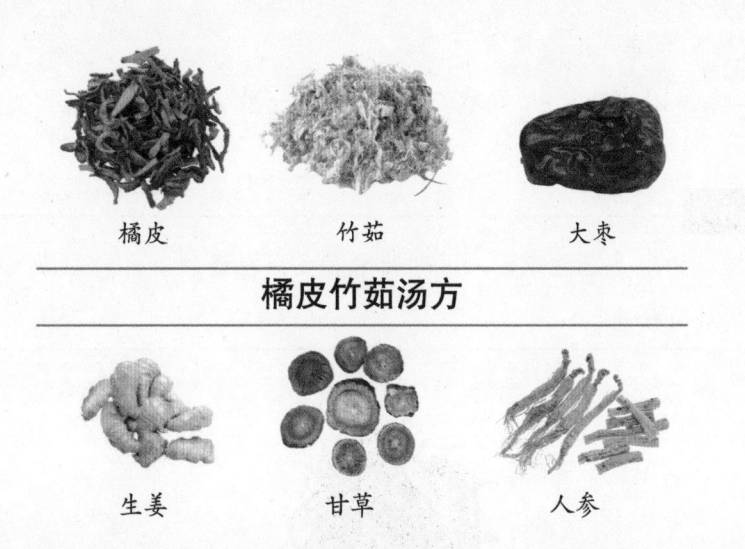

橘皮　　　　　竹茹　　　　　大枣

橘皮竹茹汤方

生姜　　　　　甘草　　　　　人参

夫六腑气绝于外者，手足寒，上气，脚缩；五脏气绝于内者，利不禁；下甚者，手足不仁。

脏腑的阳气虚衰，在外就会有四肢冰凉，气上冲，双脚挛缩的症状；在内则会有腹泻不止的症状，严重的还会手足麻木不仁。

下利，脉沉弦者，下重；脉大者，为未止；脉微弱数者，为欲自止，虽发热不死。

下利，手足厥冷，无脉者，灸之不温。若脉不还，反微喘者，死。少阴负趺阳者为顺也。

下利，有微热而渴，脉弱者，今自愈。

下利，脉数，有微热，汗出，今自愈；设脉紧，为未解。

下利，脉数而渴者，今自愈；设不差，必清脓血，以有热故也。

下利，脉反弦，发热身汗者自愈。

下利气者，当利其小便。

下利，寸脉反浮数，尺中自涩者，必圊脓血。

下利清谷，不可攻其表，汗出必胀满。

下利，脉沉而迟，其人面少赤，身有微热，下利清谷者，必郁冒，汗出而解，病人必微热。所以然者，其面戴阳，下虚故也。

下利后脉绝，手足厥冷，晬时脉还，手足温者生，脉不还者死。

病人得了痢疾，并且脉象沉弦，一般会兼有里急后重的感觉；如果脉象大，表明痢疾还没停止；如果脉象微弱而数，表明痢疾快要痊愈，这时候即使有发热的症状出现，病情也在好转。

病人得了虚寒腹泻以致手足冰凉，重按之下脉象会消失，以灸法治疗，手足依然冰凉。如果病人的脉象摸不到，反而有微喘出现，则难以治疗。如果少阴脉比跌阳脉弱小，则较为易治。

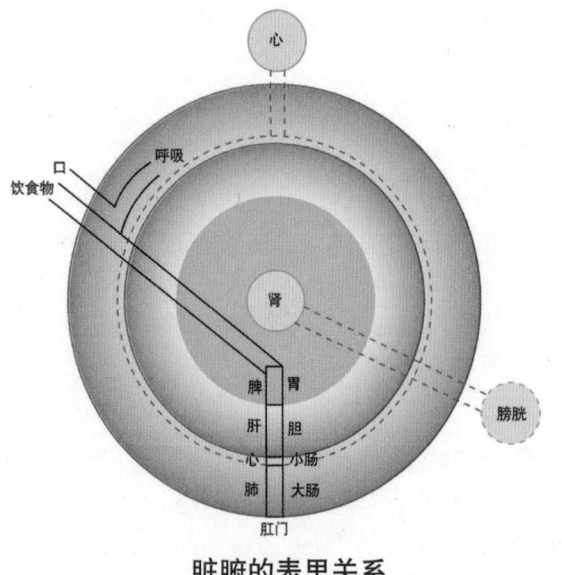

脏腑的表里关系

病人得了虚寒腹泻，并且轻微发热，口渴，脉象弱，表示疾病快要痊愈。

病人得了虚寒腹泻，脉象数，有轻微发热，出汗，表明疾病快要痊愈；如果脉象紧，则病情并未出现好转。

病人得了虚寒腹泻，脉象数，口渴，表明疾病快要痊愈；如果并未痊愈，则必然会有大便脓血的症状出现，这是有邪热积聚的缘故。

病人得了虚寒腹泻，反而出现弦脉，身体发热，出汗，表明疾病将要痊愈。

病人腹泻，并且伴有矢气，应该用利尿法治疗。

病人得了虚寒腹泻，寸脉却出现浮数的脉象，同时尺部的脉象涩，则必定会大便脓血。

虚寒腹泻，大便里还有没能消化的食物，则不能用发汗法治疗表证，否则出汗后必定会腹部胀满。

病人得了虚寒腹泻，有脉象沉迟，脸色有轻微发红，身体出现轻微发热，腹泻，大便里有没能消化完全的食物的症状，则必定还伴有头晕目眩，发汗后晕眩的症状可以得到缓解，病人会有轻微的手足冰冷。病人的面部两边的颧骨部位发红，如同化了妆一样，这是肾阳虚浮的缘故。

病人得了虚寒腹泻后，脉象消失，手足冰冷，但是经过一天一夜后脉象出现，手脚恢复温暖，则病情易治，如果脉象还是没有出现，则病情难治。

下利腹胀满，身体疼痛者，先温其里，乃攻其表。温里宜四逆汤，攻表宜桂枝汤。

四逆汤方（方见上）。

病人得了虚寒腹泻，腹部胀满，全身疼痛，要先用温药治疗在里的虚寒，然后再治疗表证。温里可以用四逆汤，解表可以用桂枝汤。

桂枝汤方

桂枝三两（去皮） 芍药三两 甘草二两（炙） 生姜三两 大枣十二枚

上五味，㕮咀，以水七升，微火煮取三升，去滓，适寒温，服一升，服已，须臾，啜稀粥一升，以助药力，温覆令一时许，遍身漐漐，微似有汗者益佳，不可令如水淋漓。若一服汗出病差，停后服。

桂枝汤方

把上面五味药切片，用七升水小火煎煮至还剩三升时，去掉药渣，稍稍冷却后服用一升，服完后稍等片刻再喝一碗热粥，帮助药物发汗，盖两个小时棉被，等全身稍微出汗，以致皮肤微微湿润就是最好的效果，一定不可以让汗像水一样在身上流淌。如果服了一次药就出汗了，病也好了，剩下的药就不用再服。

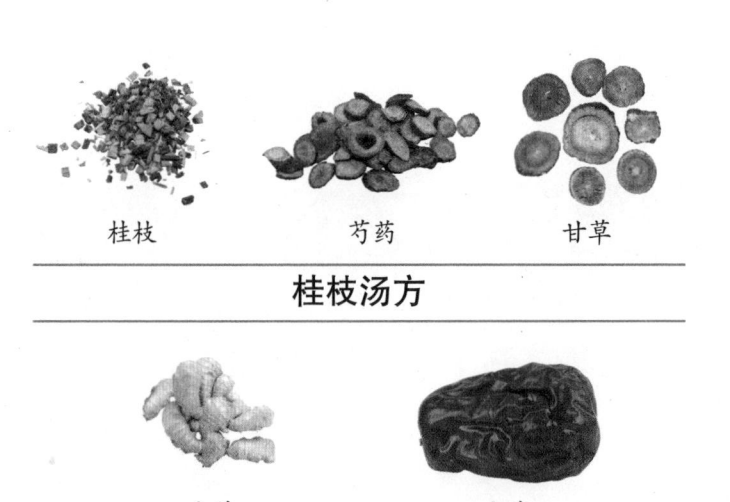

| 桂枝 | 芍药 | 甘草 |

桂枝汤方

| 生姜 | 大枣 |

下利，三部脉皆平，按之心下坚者，急下之，宜大承气汤。

下利，脉迟而滑者，实也，利未欲止，急下之，宜大承气汤。

下利，脉反滑者，当有所去，下乃愈，宜大承气汤。

病人得了腹泻，寸部、关部、尺部的脉象都正常，按压胃脘部感觉坚硬，应当立即用攻下法，可以用大承气汤治疗。

病人得了腹泻，脉象迟而滑，表明是实证，如果腹泻不能止住，要立即用攻下法，可以用大承气汤治疗。

病人得了腹泻，脉象反而滑，应当攻其湿邪，用攻下法则病可痊愈，可以用大承气汤治疗。

下利已差，至其年月日时复发者，以病不尽故也，当下之，宜大承气汤。

病人的腹泻已经好了，到了第二年的同一时间又再次发病，是因为病邪并没有被完全清除，应当用攻下法，可以用大承气汤治疗。

大承气汤方（见痉病中）。

下利谵语者，有燥屎也，小承气汤主之。

病人得了腹泻，同时胡言乱语，是体内有燥屎停留的缘故，可以用小承气汤治疗。

小承气汤方

大黄四两 厚朴二两（炙） 枳实大者三枚（炙）

上三味，以水四升，煮取一升二合，去滓，分温二服。得利则止。

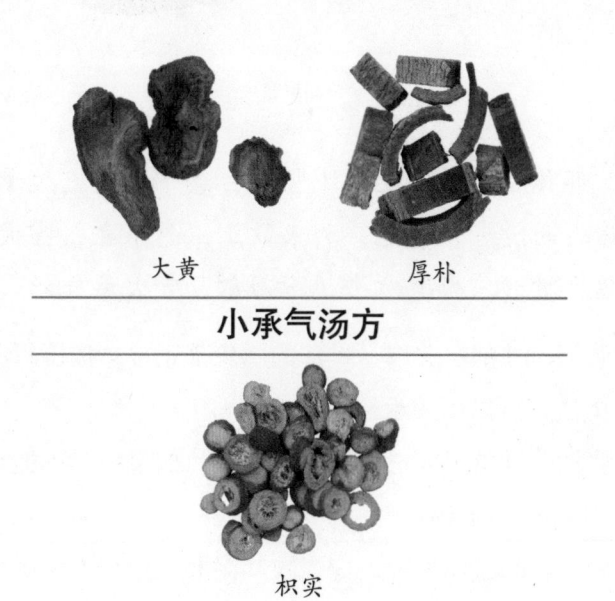

大黄　　　　　　厚朴

小承气汤方

枳实

小承气汤方

　　把上面三味药用四升水煎煮，在还剩一升二合时去掉药渣，分成两次温服。病人可以排出大便时就可以不再服药。

　　下利便脓血者，桃花汤主之。

病人得了腹泻，大便里夹杂着脓血，可以用桃花汤治疗。

桃花汤方

赤石脂一斤（一半剉，一半筛末） 干姜一两 粳米一升

　　上三味，以水七升，煮米令熟，去滓，温七合，内赤石脂末方寸匕，日三服。若一服愈，余勿服。

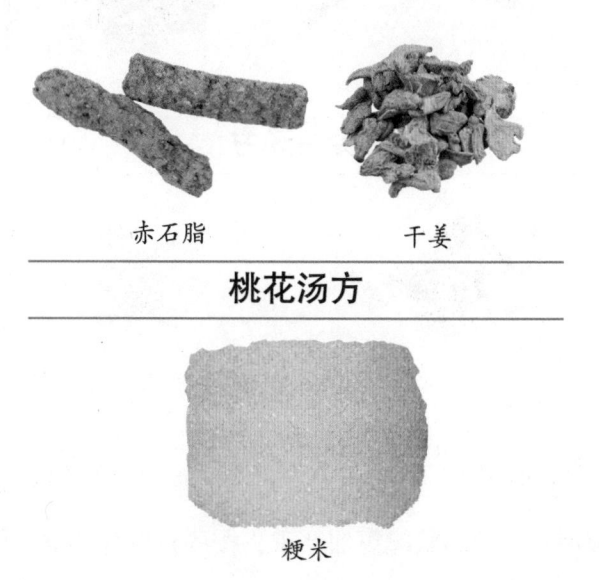

赤石脂　　　　干姜

桃花汤方

粳米

桃花汤方

　　把上面三味药用七升水将粳米煮熟，去掉药渣，温服七合，服用时加入一方寸匕赤石脂末，每天三次。如果初次服药病就好了，剩下的药就不用再服。

　　热利重下者，白头翁汤主之。

病人得了热性腹泻，同时肛门重坠，可以用白头翁汤治疗。

白头翁汤方

白头翁二两 黄连 黄柏 秦皮各三两

上四味，以水七升，煮取二升，去滓，温服一升。不愈，更服。

白头翁汤方

把上面四味药用七升水煎煮，在还剩二升时去掉药渣，温服一升。如果病人的症状没有好转，就继续服药。

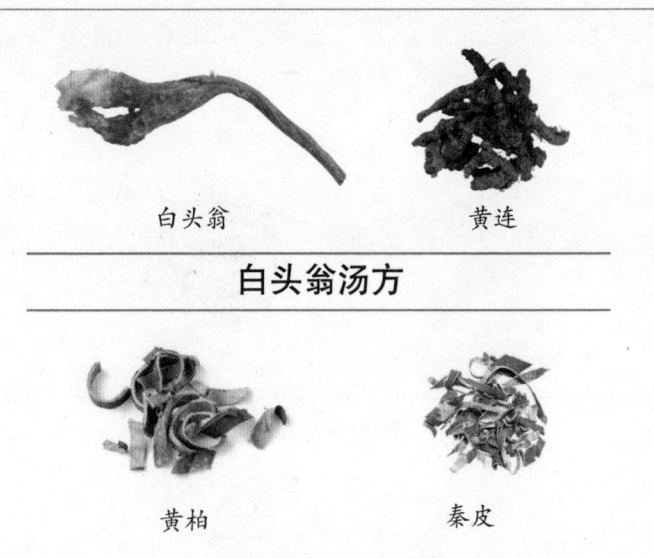

白头翁　　　　　　　　黄连

白头翁汤方

黄柏　　　　　　　　秦皮

下利后更烦，按之心下濡者，为虚烦也，栀子豉汤主之。

病人得了腹泻，心烦的状况更加严重，按压胃脘部感觉柔软，这是虚烦，可以用栀子豉汤治疗。

栀子豉汤方

栀子十四枚 香豉四合（绵裹）

上二味，以水四升，先煮栀子得二升半，内豉，煮取一升半，去滓，分二服，温进一服，得吐则止。

栀子豉汤

把栀子和香豉两味药，用四升水先煮栀子，煎煮至还剩二升半时放入香豉，煎煮至还剩一升半时去掉药渣，分成两次温服，在初次服药后如果出现了呕吐的症状，剩下的药就不必再吃了。

下利清谷，里寒外热，汗出而厥者，通脉四逆汤主之。

病人的腹泻里夹杂着没有完全消化的食物，是里寒外热的表现，出汗之后四肢冰凉，可以用通脉四逆汤治疗。

通脉四逆汤方

附子大者一枚（生用） 干姜三两（强人可四两） 甘草二两（炙）

上三味，以水三升，煮取一升二合，去滓，分温再服。

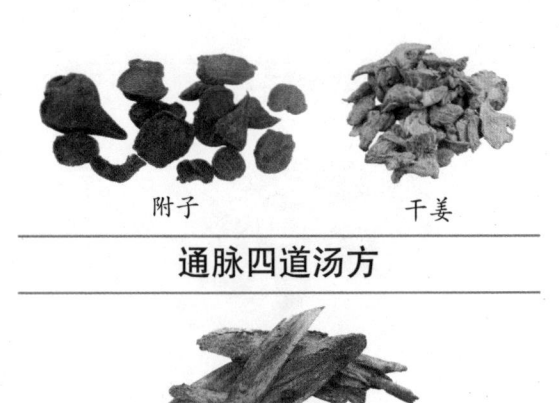

附子　　干姜

通脉四道汤方

炙甘草

通脉四逆汤方

把上面三味药用三升水煎煮，在还剩一升二合时去掉药渣，分成两次温服。

下利肺（腹）痛，紫参汤主之。

病人得了腹泻，同时肺部有痈脓，可以用紫参汤治疗。

紫参汤方

紫参半斤 甘草三两

上二味，以水五升，先煮紫参，取二升，内甘草，煮取一升半，分温三服（疑非仲景方）。

紫参汤方

紫参和甘草两味药，用五升水先煮紫参，煎煮至还剩二升时放入甘草，煎煮至还剩一升半时，分成三次温服。

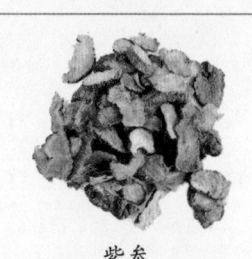

紫参

紫参汤方

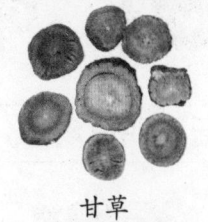

甘草

气利，诃梨勒散主之。

病人腹泻下利，大便随矢气排出，可以用诃梨勒散治疗。

诃梨勒散方

诃梨勒十枚（煨）

上一味，为散，粥饮和，顿服（疑非仲景方）。

诃梨勒散方

把诃梨勒煨制后，打成散剂，用米汤调和均匀，一次服尽。

附方

《千金翼》小承气汤：治大便不通，哕，数谵语（方见上）。

《千金翼》小承气汤：治疗大便不通，呃逆，经常胡言乱语。

《外台》黄芩汤：治干呕下利。

《外台》黄芩汤：治疗干呕，腹泻。

黄芩　人参　干姜各三两　桂枝一两　大枣十二枚　半夏半升

上六味，以水七升，煮取三升，温分三服。

把上面六味药用七升水煎煮，在还剩三升时分成三次温服。

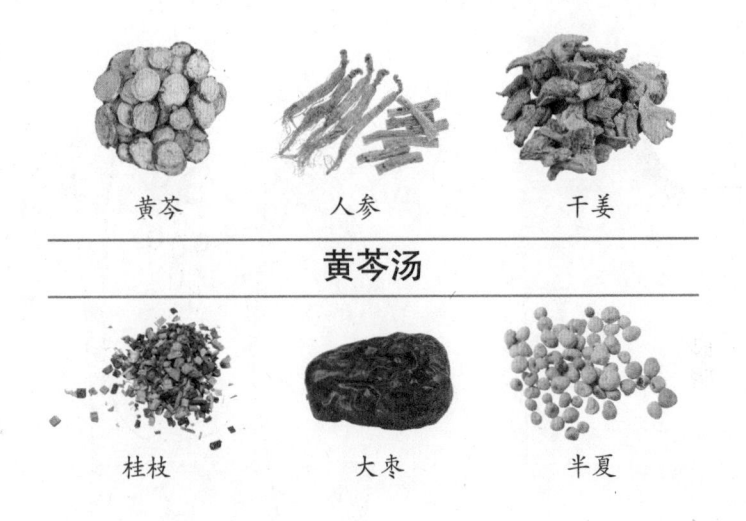

黄芩　　　　人参　　　　干姜

黄芩汤

桂枝　　　　大枣　　　　半夏

疮痈肠痈浸淫病脉证并治第十八

论一首 脉证三条 方五首

> 诸浮数脉，应当发热而反洒淅恶寒，若有痛处，当发其痈。

病人凡是脉象浮数的，应该有发热的症状，却反而怕冷，如果病人身体的某些部分有疼痛感，应当考虑有痈肿的可能。

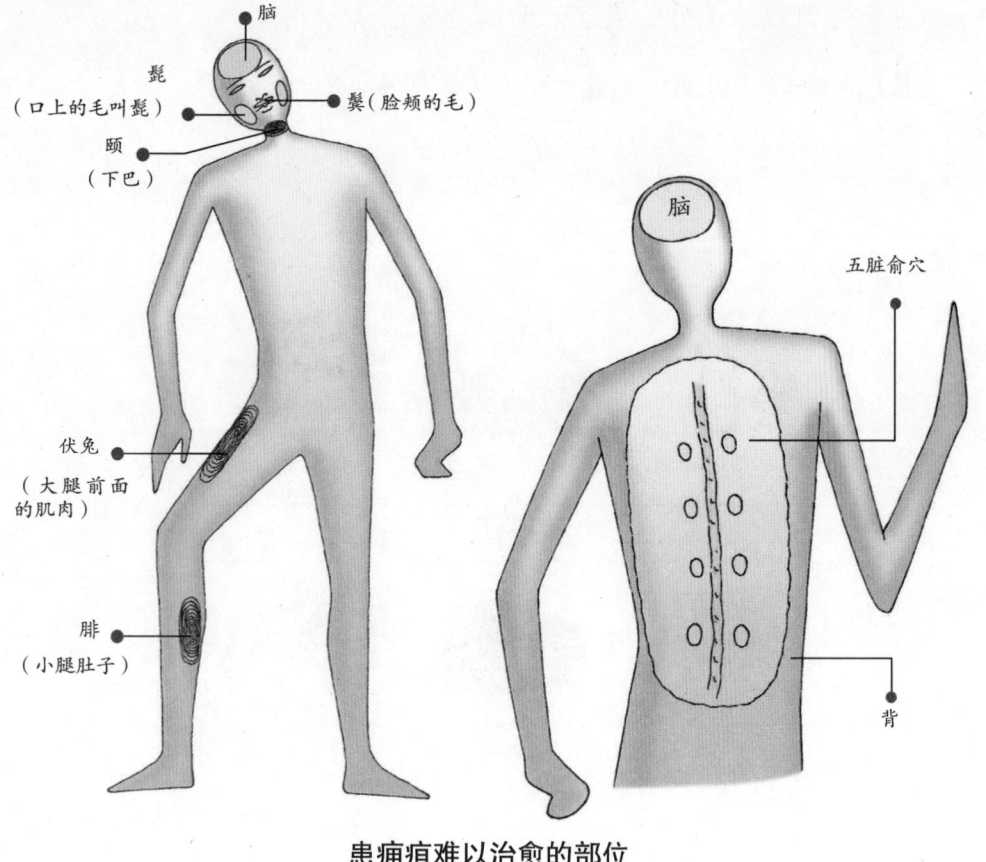

脑

髭
（口上的毛叫髭）

頯（脸颊的毛）

颐
（下巴）

伏兔
（大腿前面
的肌肉）

腓
（小腿肚子）

脑

五脏俞穴

背

患痈疽难以治愈的部位

师曰：诸痛肿，欲知有脓无脓，以手掩肿上，热者为有脓，不热者为无脓。

老师说：凡是痈肿，想要知道化脓还是没化脓，用手按在痈肿上，如果痈肿那里的温度较高，就是化脓了，如果温度不高就是没化脓。

肠痈之为病，其身甲错，腹皮急，按之濡，如肿状，腹无积聚，身无热，脉数，此为腹内有痈脓，薏苡附子败酱散主之。

肠痈的症状为皮肤粗糙得像交错的鳞片，腹部的皮肤紧绷着，按压感觉柔软，如同腹部有水肿的感觉，但是腹中又摸不到硬块，身体不发热，脉象数，这是因为肠腹中有痈脓，可以用薏苡附子败酱散治疗。

薏苡附子败酱散方

薏苡仁十分 附子二分 败酱五分

上三味，杵为末，取方寸匕，以水二升，煎减半，顿服（小便当下）。

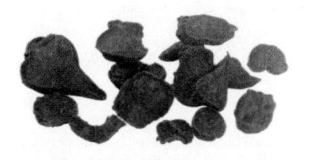

薏苡仁　　　　　附子

薏苡附子败酱散方

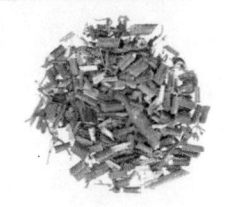

败酱

薏苡附子败酱散方

把上面三味药捣为细末，取一方寸匕，用二升水煎煮，在还剩一半时一次服尽。服药之后，小便应该畅通。

肠痈者，少腹肿痞，按之即痛如淋，小便自调，时时发热，自汗出，复恶寒。其脉迟紧者，脓未成，可下之，当有血。脉洪数者，脓已成，不可下也，大黄牡丹汤主之。

肠痈这种病，小腹肿胀痞满，用手按就疼得像得了淋病一样，小便正常，经常发热，出汗，怕冷。病人的脉象迟紧，说明肠痈并未化脓，可以用攻下法治疗，大便里应该有血排出。病人的脉象洪数，表明肠痈已经化脓，不能再用攻下法，可以用大黄牡丹汤治疗。

大黄牡丹汤方

大黄四两 牡丹一两 桃仁五十个 瓜子半升 芒硝三合

上五味，以水六升，煮取一升，去滓，内芒硝，再煎沸，顿服之，有脓当下，如无脓，当下血。

大黄牡丹汤方

上面五味药，用六升水煎煮，在还剩一升时去掉药渣，放入芒硝，把水煮开，一次服尽，服药后应该有脓液随着大便排出来，如果没有排除脓血，就会便血。

问曰：寸口脉浮微而涩，然当亡血，若汗出，设不汗者云何？答曰：若身有疮，被刀斧所伤，亡血故也。

有人问：寸口部脉象浮微而涩，应该是大出血的表现，如果没有出汗，是为什么呢？回答：如果身上有金疮，这是刀斧所伤，以致大出血的缘故。

病金疮，王不留行散主之。

病人得了金疮，可以用王不留行散治疗。

王不留行散方

王不留行十分（八月八日采）蒴藋细叶十分（七月七日采）桑东南根白皮十分（三月三日采）甘草十八分 川椒三分（除目及闭口者，去汗）黄芩二分 干姜二分 芍药二分 厚朴二分

上九味，桑根皮以上三味，烧灰存性，勿令灰过，各别杵筛，合治之为散，服方寸匕。小疮即粉之，大疮但服之，产后亦可服。如风寒，桑东根勿取之。前三物皆阴干百日。

王不留行散方

上面九味药，把王不留行、蒴藋细叶、桑东南根白皮三味药烧灰存性，不可烧得太过，把所有药物分别捣碎筛成细末，混合后做成散剂，服用一方寸匕。小的伤口用药粉敷上即可，伤口较大就需要内服，已经生产完的妇女也能服用。如果病人受了风寒，就不能再使用桑东南根白皮。前三味药均需阴干一百天后才可以用。

排脓散方

枳实十六枚 芍药六分 桔梗二分

上三味，杵为散，取鸡子黄一枚，以药散与鸡黄相等，揉和令相得，饮和服之，日一服。

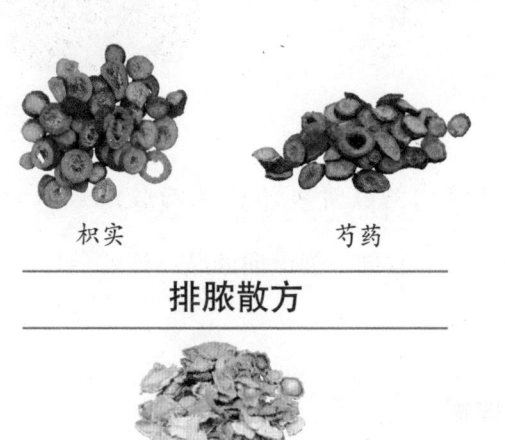

枳实　　　芍药

排脓散方

桔梗

排脓散方

把上面三味药研成细末，取一个鸡蛋黄，用与鸡蛋黄等量的药粉，揉搓混合均匀，在水里调和服用，每天一次。

排脓汤方

甘草二两 桔梗三两 生姜一两 大枣十枚

上四味，以水三升，煮取一升，温服五合，日再服。

排脓汤方

把上面四味药用三升水煎煮，在还剩一升时温服五合，每天两次。

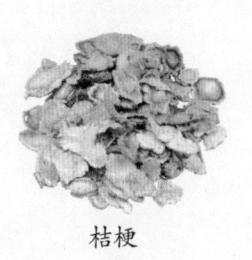

甘草　　　　　　桔梗

排脓汤方

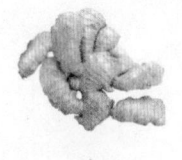
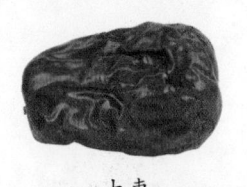

生姜　　　　　　大枣

浸淫疮，从口流向四肢者可治；从四肢流来入口者不可治。

浸淫疮，如果是从心窝部发展流向四肢，能够治好；如果是从四肢向心窝部发展，则很难治。

浸淫疮，**黄连粉**主之（方未见）。

浸淫疮，可以用黄连粉治疗。

趺蹶手指臂肿转筋阴狐疝蛔虫病脉证治第十九

论一首 脉证一条 方四首

师曰：病趺蹶，其人但能前，不能却，刺腨入二寸，此太阳经伤也。

老师说：患了趺蹶，病人只能向前走，不能往后退，可以在小腿肚部位用针灸治疗，是足太阳经受伤所致。

病人常以手指臂肿动，此人身体瞤瞤者，藜芦甘草汤主之。

藜芦甘草汤（未见）

病人经常出现手指和臂部肿痛，身体筋肉跳动，可以用藜芦甘草汤治疗。

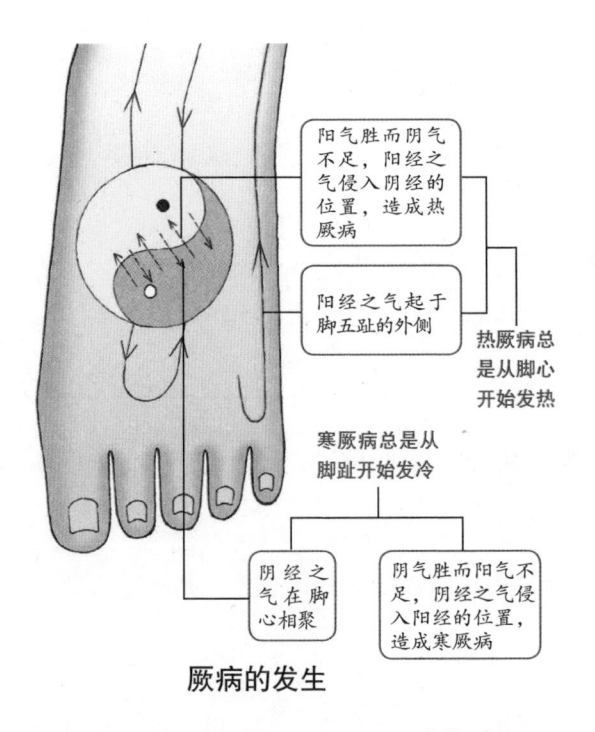

阳气胜而阴气不足，阳经之气侵入阴经的位置，造成热厥病

阳经之气起于脚五趾的外侧

热厥病总是从脚心开始发热

寒厥病总是从脚趾开始发冷

阴经之气在脚心相聚

阴气胜而阳气不足，阴经之气侵入阳经的位置，造成寒厥病

厥病的发生

转筋之为病，其人臂脚直，脉上下行，微弦。转筋入腹者，鸡屎白散主之。

转筋的症状为病人的四肢强直，脉象直而有力，微弦。转筋牵引到腹部的，可以用鸡屎白散治疗。

鸡屎白散方

鸡屎白

上一味，为散，取方寸匕，以水六合和，温服。

鸡屎白散方

把鸡屎白做成散剂，取一方寸匕，加六合水混合均匀，温服。

阴狐疝气者，偏有小大，时时上下，蜘蛛散主之。

患了阴狐疝，病人的阴囊一侧大，一侧小，有时在上有时在下，可以用蜘蛛散治疗。

蜘蛛散方

蜘蛛十四枚（熬焦） 桂枝半两

上二味，为散，取八分一匕，饮和服，日再服，蜜丸亦可。

蜘蛛散方

把蜘蛛和桂枝两味药做成散剂，取八分到一匕，和水混合后服用，白天服两次，也可以做成蜜丸服用。

问曰：病腹痛有虫，其脉何以别之？师曰：腹中痛，其脉当沉若弦，反洪大，故有蛔虫。

有人问：腹痛是不是因蛔虫导致的，怎么从脉象上区分呢？老师回答：腹中疼痛，脉象应该沉而弦，如果出现洪大的脉象，表明是蛔虫导致的腹痛。

> 蛔虫之为病，令人吐涎，心痛发作有时，毒药不止，甘草粉蜜汤主之。

蛔虫病的症状有口吐涎沫，心窝部疼痛，发作了一段时间，用杀虫药治疗，病情没有得到缓解的，可以用甘草粉蜜汤治疗。

甘草粉蜜汤方

甘草二两 粉一两 蜜四两

上三味，以水三升，先煮甘草，取二升，去滓，内粉蜜，搅令和，煎如薄粥，温服一升，差即止。

甘草粉蜜汤方

上面三味药，用三升水先煮甘草，煎煮至还剩二升时去掉药渣，放入粉和蜜，搅拌均匀，煮成像稀粥一样，温服一升，疾病痊愈之后就不必再服。

> 蛔厥者，当吐蛔，今病者静而复时烦，此为脏寒。蛔上入膈，故烦，须臾复止。得食而呕，又烦者，蛔闻食臭出，其人常自吐蛔。
>
> 蛔厥者，乌梅丸主之。

病人患了蛔厥，应该吐出蛔虫，现在病人安静下来之后又反复出现烦躁，这属于脏寒。蛔虫由于脏寒而上窜入膈，于是心烦，片刻后又停止。吃了东西想要呕吐，然后又心烦，是蛔虫闻到食物的味道而上窜的缘故，导致病人吐出蛔虫。

这样的蛔厥病，可以用乌梅丸治疗。

乌梅丸方

乌梅三百个 细辛六两 干姜十两 黄连一斤 当归四两 附子六两（炮）川椒四两（去汗）桂枝六两 人参 黄柏各六两

上十味，异捣筛，合治之，以苦酒渍乌梅一宿，去核，蒸之五升，米下饭熟，捣成泥，和药令相得，内臼中，与蜜杵二千下，丸如梧子大，先食，饮服十丸，三服，稍加至二十丸。禁生冷滑臭等食。

乌梅丸方

上面十味药，除乌梅外，其他药物分别捣碎筛细末，混在一起，然后用米醋浸泡乌梅一宿，去掉核，放入五升米里面蒸，米蒸熟之后把米和乌梅捣成泥，和药粉一起混合均匀，放进药臼里，加入蜂蜜，用棒槌捣两千下，然后做成像梧桐子一样大小的药丸，饭前用水送服十丸，每天三次，后面可以逐渐增加到每次二十丸。服药的过程中不可以吃生冷、黏腻、味重的食物。

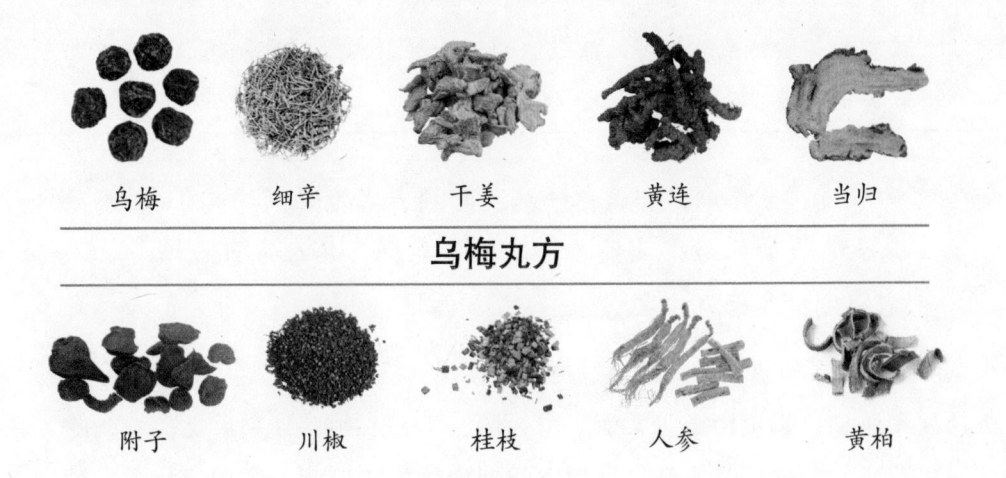

| 乌梅 | 细辛 | 干姜 | 黄连 | 当归 |

乌梅丸方

| 附子 | 川椒 | 桂枝 | 人参 | 黄柏 |

《金匮要略》 | 卷 下

妇人妊娠病脉证并治第二十

证三条 方八首

师曰：妇人得平脉，阴脉小弱，其人渴，不能食，无寒热，名妊娠，桂枝汤主之（方见利中）。于法六十日当有此证，设有医治逆者，却一月，加吐下者，则绝之。

老师说：妇人的脉象平和无病，尺部的脉象稍弱，病人口渴，吃不了东西，不怕冷也不发热，这就是妊娠，可以用桂枝汤调理。一般来说妊娠六十天左右的时候会出现这些症状，假如有医生治疗不当，过了一个月又出现了呕吐、腹泻的症状，则必须停止用药。

妇人宿有癥病，经断未及三月，而得漏下不止，胎动在脐上者，为癥痼害。妊娠六月动者，前三月经水利时，胎也。下血者，后断三月衃也。所以血不止者，其癥不去故也，当下其癥，桂枝茯苓丸主之。

妇人原来的身体里就有癥病，停经不到三个月，然后出现了流血断续不止的情况，感觉到脐上出现胎动，这是癥病导致的。如果妊娠六个月时才感觉到胎动，前三个月的月经正常，是怀孕所致。如今停经了三个月，之后又出现了漏下晦暗的瘀血，这是癥病而不是妊娠。之所以会漏血不止，是因为癥病没有祛除，应该用攻下法祛除，可以用桂枝茯苓丸治疗。

桂枝茯苓丸方

桂枝 茯苓 牡丹去心 桃仁去皮尖（熬）芍药各等分

上五味，末之，炼蜜和丸，如兔屎大，每日食前服一丸。不知，加至三丸。

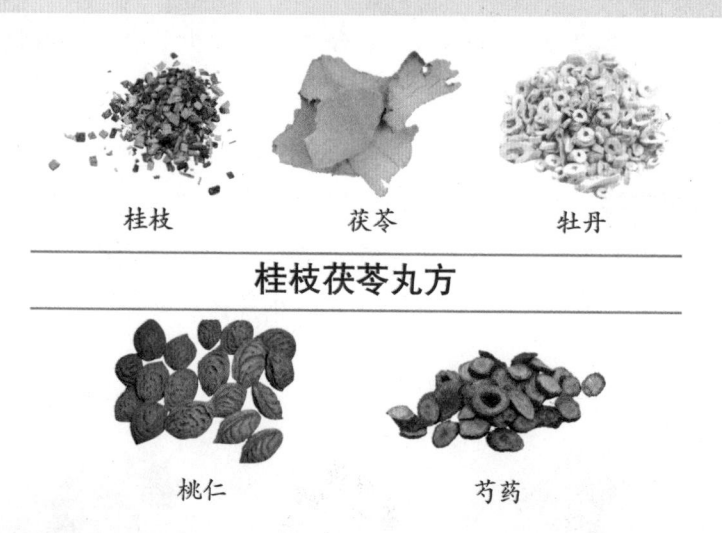

桂枝　　　茯苓　　　牡丹

桂枝茯苓丸方

桃仁　　　芍药

桂枝茯苓丸方

把上面五味药打成粉末，炼蜜和成像兔子屎一样大小的药丸，每天饭前吃一丸。觉得服用后没有起效，可以一次服三丸。

妇人怀娠六七月，脉弦发热，其胎愈胀，腹痛恶寒者，少腹如扇，所以然者，子脏开故也，当以**附子汤**温其脏（方未见）。

妇人怀孕了六七个月，脉象弦，身体发热，腹部显得更加胀满，腹痛怕冷，这样的病人，小腹如同有冷风吹过一般，之所以这样，是因为子宫口开了，可以用附子汤温暖子宫。

师曰：妇人有漏下者，有半产后因续下血都不绝者，有妊娠下血者。假令妊娠腹中痛，为胞阻，胶艾汤主之。

老师说：有的妇人经水淋漓不止，有的小产后出血不止，有的妊娠漏血。假如妊娠兼有腹痛，这是胞阻引起的，可以用胶艾汤治疗。

芎归胶艾汤方（一方加干姜一两，胡洽治妇人胞动无干姜）

芎䓖 阿胶 甘草各二两 艾叶 当归各三两 芍药四两 干地黄四两

上七味，以水五升，清酒三升，合煮，取三升，去滓，内胶，令消尽，温服一升，日三服。不差，更作。

芎归胶艾汤方

上面七味药，用五升水和三升清酒混合在一起煎煮，在还剩三升时去掉药渣，加入阿胶，等阿胶全部融化后温服一升，每天三次。如果疾病没有痊愈，就继续服用。

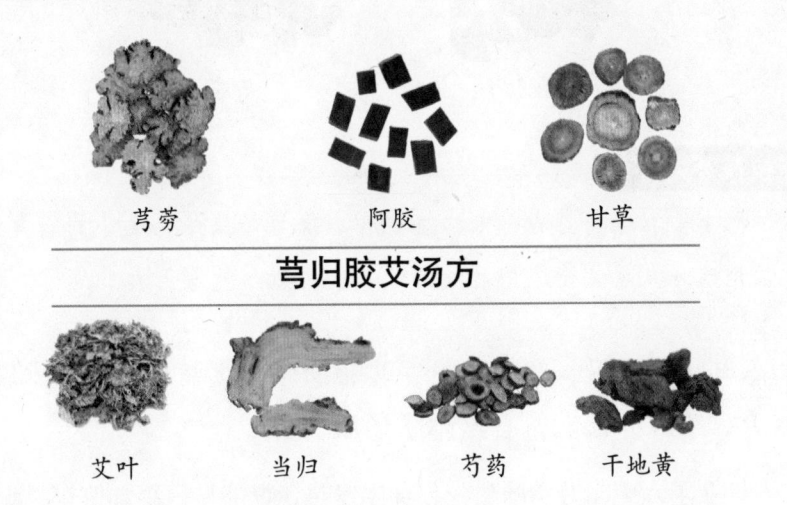

芎䓖　　　阿胶　　　甘草

芎归胶艾汤方

艾叶　　当归　　芍药　　干地黄

妇人怀娠，腹中疞痛，当归芍药散主之。

妇人怀孕，腹中绞痛，可以用当归芍药散治疗。

当归芍药散方

当归三两 芍药一斤 茯苓四两 白术四两 泽泻半斤 芎䓖半斤（一作三两）

上六味，杵为散，取方寸匕，酒和，日三服。

当归芍药散方

把上面六味药研成细末，取一方寸匕，用酒调和均匀，每天服用三次。

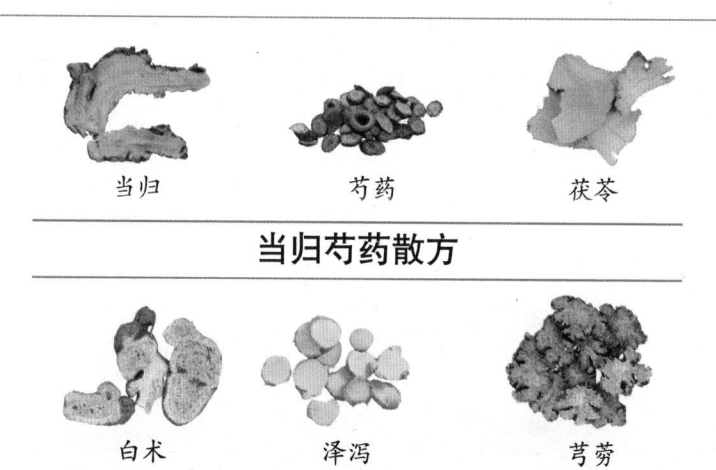

| 当归 | 芍药 | 茯苓 |

当归芍药散方

| 白术 | 泽泻 | 芎䓖 |

妊娠呕吐不止，干姜人参半夏丸主之。

妇人妊娠呕吐严重，可以用干姜人参半夏丸治疗。

干姜人参半夏丸方

干姜 人参各一两 半夏二两

上三味，末之，以生姜汁糊为丸，如梧子大，饮服十丸，日三服。

干姜人参半夏丸方

把上面三味药打成粉末，用生姜汁把药末调和成像梧桐子一样大小的丸药，用水送服十丸，每天三次。

妊娠，小便难，饮食如故，归母苦参丸主之。

病人妊娠，小便不畅，饮食正常，可以用当归贝母苦参丸治疗。

当归贝母苦参丸方（男子加滑石半两）

当归 贝母 苦参各四两

上三味，末之，炼蜜丸，如小豆大，饮服三丸，加至十丸。

当归贝母苦参丸方

把上面三味药打成粉末，炼蜜做成像小豆一样大小的药丸，用水送服三丸，后面可以渐渐增加到十丸。

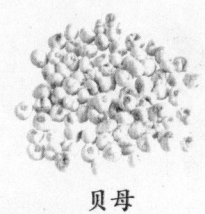

当归　　　　　　　贝母

当归贝母苦参丸方

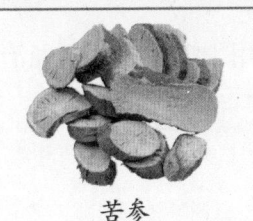

苦参

妊娠有水气，身重，小便不利，洒淅恶寒，起则头眩，葵子茯苓散主之。

病人妊娠伴有浮肿，身体沉重，小便不畅，自己觉得有些怕冷，起身时会头晕，可以用葵子茯苓散治疗。

葵子茯苓散方

葵子一斤 茯苓三两

上二味，杵为散，饮服方寸匕，日三服，小便利则愈。

葵子茯苓散方

把葵子和茯苓两味药研成细末，用水送服一方寸匕，每天三次，小便通畅，疾病即可痊愈。

妇人妊娠，宜常服当归散主之。

妇人在妊娠期间，可以经常服用当归散进行调理。

当归散方

当归 黄芩 芍药 芎䓖各一斤 白术半斤

上五味，杵为散，酒饮服方寸匕，日再服。妊娠常服即易产，胎无苦疾，产后百病悉主之。

当归散方

把上面五味药研成细末，用米酒送服一方寸匕，每天两次。妊娠期间多次服用这个方剂，对顺利生产有帮助，胎儿不易生病，生产之后的各种疾病也可以用这个方剂进行调理。

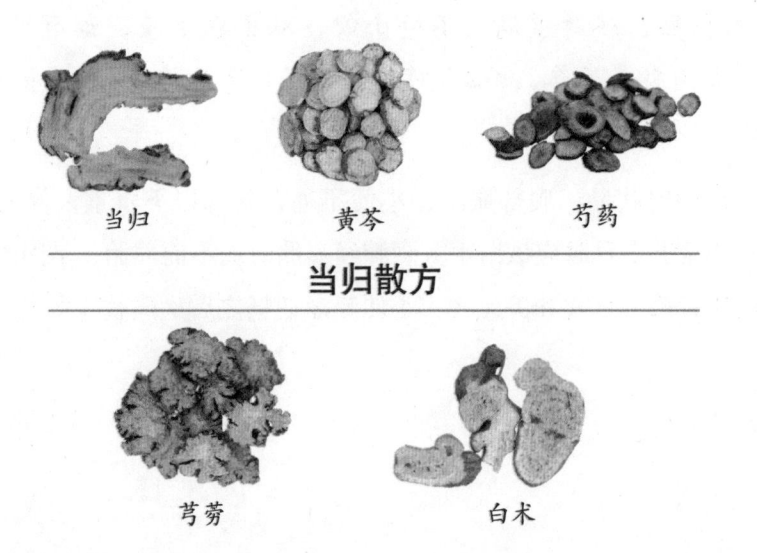

当归　　　　黄芩　　　　芍药

当归散方

芎䓖　　　　　　白术

妊娠养胎，白术散主之。

妊娠滋养胎儿，可以用白术散治疗。

白术散方 (见《外台》)

白术四分 芎䓖四分 蜀椒三分（去汗） 牡蛎二分

上四味，杵为散，酒服一钱匕，日三服，夜一服。但苦痛，加芍药；心下毒痛，倍加芎䓖；心烦吐痛，不能食饮，加细辛一两、半夏大者二十枚，服之后更以醋浆水服之；若呕，以醋浆水服之；复不解者，小麦汁服之；已后渴者，大麦粥服之。病虽愈，服之勿置。

白术散方

把上面四种药物研成细末，用酒送服一方寸匕，白天服三次，晚上服一次。仅是腹痛严重，加芍药；心下胃脘部剧烈疼痛的，芎䓖的用量加倍；心烦呕吐、腹痛，吃不了东西的，加一两细辛和二十枚大半夏，服药之后，换成用酸浆水送服；如果服药后呕吐，用酸浆水送服；如果呕吐没有好转，喝小麦汁；呕吐缓解以后口渴，可以喝大麦粥。疾病痊愈以后，还可继续服用大麦粥。

妇人伤胎，怀身腹满，不得小便，从腰以下重，如有水气状，怀身七月，太阴当养不养，此心气实，当刺泻劳宫及关元，小便微利则愈(见《玉函》)。

妇人怀孕时伤胎，腹部胀满，小便不通，腰部以下沉重，像是得了水气病一样，怀孕七个月时应该由手太阴肺经养胎时而不能养胎，是因为心火盛，可以用泻法针刺劳宫穴和关元穴，小便渐渐通畅之后疾病就痊愈了。

妇人产后病脉证治第二十一

论一首 证六条 方七首

问曰：新产妇人有三病，一者病痉，二者病郁冒，三者大便难，何谓也？师曰：新产血虚，多出汗，喜中风，故令病痉；亡血复汗，寒多，故令郁冒；亡津液，胃燥，故大便难。

有人问：刚生产完的妇女通常会得三种病：一是痉病，二是郁冒，三是大便难，是什么原因呢？老师回答：妇人刚生产完因为血虚，出汗较多，容易感受风邪，导致痉病；产后失血多，再加上汗多伤阳，容易感受寒邪，导致郁冒；产后津液大伤，胃肠干燥，导致大便困难。

产妇郁冒，其脉微弱，不能食，大便反坚，但头汗出。所以然者，血虚而厥，厥而必冒。冒家欲解，必大汗出。以血虚下厥，孤阳上出，故头汗出。所以产妇喜汗出者，亡阴血虚，阳气独盛，故当汗出，阴阳乃复。大便坚，呕不能食，小柴胡汤主之（方见呕吐中）。

妇人产后郁冒，脉象微弱，吃不了东西，大便却坚硬，但头部会出汗，之所以这样，是血虚导致气上逆，气上逆导致头昏眼花的缘故。头昏的症状将要缓解时，必然会全身出汗。因为血虚阴亏，阳气独盛，虚阳上浮，因此头部会出汗。产妇之所以经常会出汗，原因是大量失血导致阴液损耗，阳气独盛，所以只有当全身出汗，阴阳才能调和到平衡的水平。大便坚硬，呕吐，吃不了东西，可以用小柴胡汤治疗。

病解能食，七八日更发热者，此为胃实，大承气汤主之（方见痉病中）。

服用了小柴胡汤之后，郁冒得到缓解，能够进食，七八天后又出现了全身发热的症状，这是胃实证，可以用大承气汤治疗。

产后腹中疞痛，当归生姜羊肉汤主之，并治腹中寒疝，虚劳不足。

妇人产后腹中剧烈疼痛，可以用当归生姜羊肉汤治疗，此方剂也能够治疗寒疝和正气不足的虚劳症。

当归生姜羊肉汤方（见寒疝中）

当归生姜羊肉汤方

见腹满寒疝宿食病篇。

产后腹痛，烦满不得卧，枳实芍药散主之。

妇人产后腹痛，心烦，胸闷，不能平卧，可以用枳实芍药散治疗。

枳实芍药散方

枳实（烧令黑，勿太过）芍药 等分

上二味，杵为散，服方寸匕，日三服，并主痈脓，以麦粥下之。

枳实芍药散方

把枳实和芍药两味药研成细末，每次服一方寸匕，每天三次，也可治疗痈脓，用大麦粥送服。

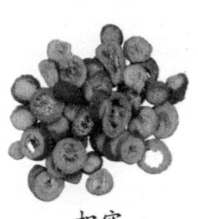

枳实

枳实芍药散方

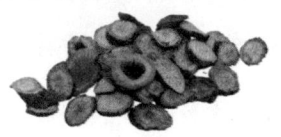

芍药

师曰：产妇腹痛，法当以枳实芍药散，假令不愈者，此为腹中有干血着脐下，宜下瘀血汤主之（亦主经水不利）。

老师说：妇人产后腹中疼痛，理论上应该用枳实芍药散治疗，如果服用了枳实芍药散却并没有痊愈，是因为脐下胞宫有干血凝结，可以用下瘀血汤治疗。此方剂也可以治疗月经不调。

下瘀血汤方

大黄二两 桃仁二十枚 蟅虫二十枚（熬，去足）

上三味，末之，炼蜜和为四丸，以酒一升，煎一丸，取八合，顿服之。新血下如豚肝。

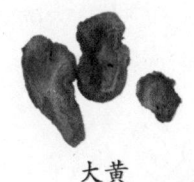

大黄

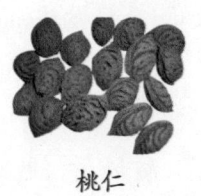

桃仁

下瘀血汤方

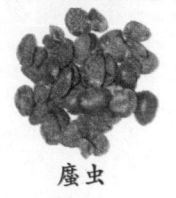

蟅虫

下瘀血汤方

把上面三味药打成粉末，炼蜜和成四丸，用一升酒煎煮一丸，剩八合时一次服尽。服药之后会有恶露排下，颜色像猪肝一样暗红。

产后七八日，无太阳证，少腹坚痛，此恶露不尽；不大便，烦躁发热，切脉微实，再倍发热。日晡时烦躁者，不食，食则谵语，至夜即愈，宜大承气汤主之。热在里，结在膀胱也（方见痉病中）。

妇人产后七八天，没有太阳表证，少腹坚硬疼痛，这是因为胞宫里的恶露没有排尽；不大便，烦躁，全身发热，脉象微实，发热的症状更加明显。下午三到五点的时候烦躁。这样的病人不能进食，进食之后会胡言乱语，到晚上的时候才会好转，可以用大承气汤治疗。这是因为里有热邪，下焦有瘀血凝结。

产后风，续之数十日不解，头微痛，恶寒，时时有热，心下闷，干呕汗出，虽久，阳旦证续在耳，可与阳旦汤（即桂枝汤。方见下利中）。

妇人产后感受风邪，持续了几十天还没有痊愈，头部微微有些疼痛，怕冷，经常全身发热，心下胃脘部满闷，干呕，出汗，情况虽然持续的时间很长，但太阳表证还在，可用阳旦汤治疗。

产后，中风发热，面正赤，喘而头痛，竹叶汤主之。

妇人产后，感受风邪，全身发热，面色发红，气喘，头痛，可以用竹叶汤治疗。

竹叶汤方

竹叶一把 葛根三两 防风 桔梗 桂枝 人参 甘草各一两 附子一枚（炮）大枣十五枚 生姜五两

上十味，以水一斗，煮取二升半，分温三服，温覆使汗出。颈项强，用大附子一枚，破之如豆大，煎药扬去沫。呕者加半夏半升，洗。

竹叶汤方

把上面十味药用一斗水煎煮，在还剩二升半时分成三次温服，盖被子帮助发汗。脖子僵硬的加一枚大附子，切成黄豆大小，煎药时去掉浮沫。病人如果出现呕吐，加半升半夏，洗干净。

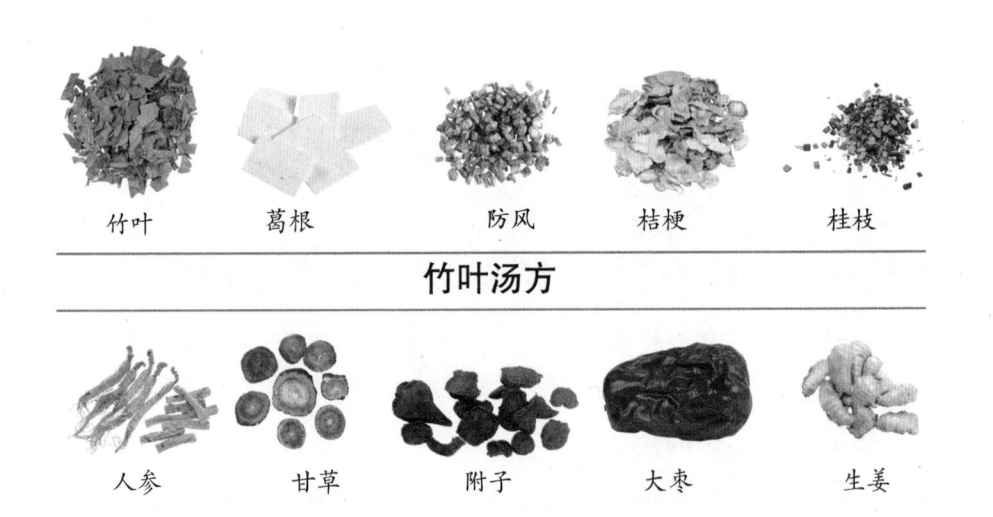

竹叶　葛根　防风　桔梗　桂枝

竹叶汤方

人参　甘草　附子　大枣　生姜

妇人乳中虚，烦乱呕逆，安中益气，竹皮大丸主之。

妇人在哺乳期间正气虚，心里烦乱，呕吐呃逆，应该安中益气，可以用竹皮大丸治疗。

竹皮大丸方

生竹茹二分　石膏二分　桂枝一分　甘草七分　白薇一分

上五味，末之，枣肉和丸，弹子大，以饮服一丸，日三夜一服。有热者，倍白薇，烦喘者，加柏实一分。

竹皮大丸方

把上面五味药打成粉末，用枣肉和成像弹丸一样大小的药丸，用

水送服一丸，白天服用三丸，晚上服用二丸。病人如果发热，白薇的
用量就加倍；病人如果气喘，就加一分柏子仁。

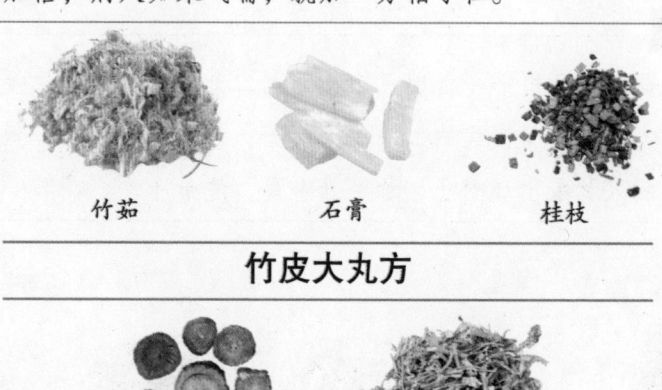

竹茹　　　　石膏　　　　桂枝

竹皮大丸方

甘草　　　　白薇

产后下利虚极，白头翁加甘草阿胶汤主之。

妇人产后腹泻，正气极虚，可以用白头翁加甘草阿胶汤治疗。

白头翁加甘草阿胶汤方

白头翁二两 黄连 蘖皮 秦皮各三两 甘草二两 阿胶二两

上六味，以水七升，煮取二升半，内胶，令消尽，分温三服。

白头翁加甘草阿胶汤方

　　把上面六味药用七升水煎煮，煎煮至还剩二升半时，加入阿胶使
其全部融化，分成三次温服。

附方

《千金》三物黄芩汤：治妇人在草蓐，自发露得风，四肢苦烦热，
头痛者，与小柴胡汤。头不痛但烦者，此汤主之。

《千金》三物黄芩汤：治疗妇人生产后，在月子里揭开衣物感受风邪，四肢发热严重，头痛，可以用小柴胡汤治疗。如果头不疼，只是心烦，则应当用《千金》三物黄芩汤治疗。

黄芩一两 苦参二两 干地黄四两

上三味，以水八升，煮取二升，温服一升，多吐下虫。

把上面三味药用八升水煎煮，在还剩二升时温服一升，即可吐虫。

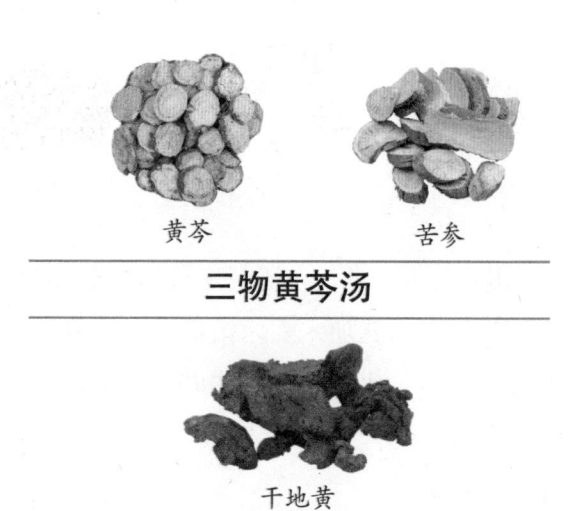

黄芩　　　　　　　苦参

三物黄芩汤

干地黄

《千金》内补当归建中汤：治妇人产后虚羸不足，腹中刺痛不止，吸吸少气，或苦少腹中急摩痛，引腰背，不能食饮。产后一月，日得服四五剂为善，令人强壮宜。

《千金》内补当归建中汤：治疗妇人生产后正气不足，身体羸弱，腹中疼痛无法缓解，气短，小腹拘急疼痛剧烈牵引腰背的病人，吃不了东西。在生产之后的一个月里，最好是每天都服用四五剂，使病人的身体更加强健。

当归四两 桂枝三两 芍药六两 生姜三两 甘草二两 大枣十二枚

上六味，以水一斗，煮取三升，分温三服，一日令尽。若大虚，加饴糖六两，汤成内之，于火上暖令饴消。若去血过多，崩伤内衄不止，加地黄六两，阿胶二两，合八味，汤成内阿胶。若无当归，以芎劳代之；若无生姜，以干姜代之。

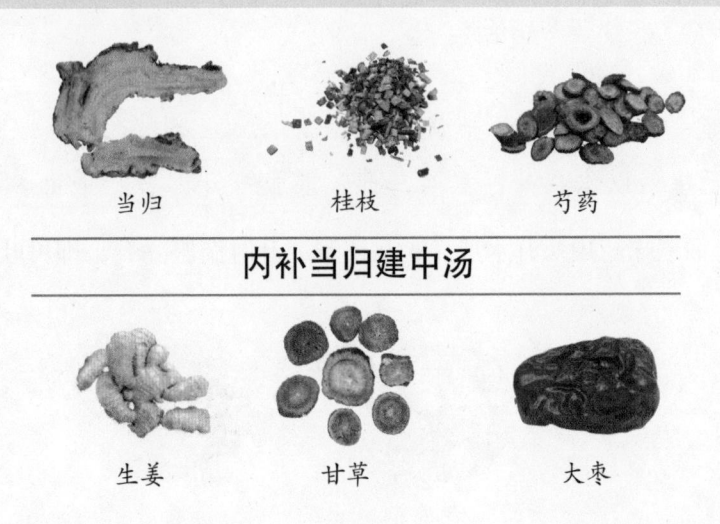

当归　　　　　　桂枝　　　　　　芍药

内补当归建中汤

生姜　　　　　　甘草　　　　　　大枣

　　把上面六味药，用一斗水煎煮，在还剩三升时分成三次温服，一天内把药全部喝光。如果正气非常虚，就加入六两饴糖，在药煎好之后加入，用小火把饴糖融化。如果失血太多，比如血崩、体内出血不止，就加六两地黄，二两阿胶，一共是八味药，药煎好之后加入阿胶。如果没有当归就用川芎代替；如果没有生姜就用干姜代替。

妇人杂病脉证并治第二十二

论一首 脉证合十四条 方十三首

妇人中风，七八日续来寒热，发作有时，经水适断，此为热入血室，其血必结，故使如疟状，发作有时，小柴胡汤主之（方见呕吐中）。

妇人得了太阳表证，七八天里寒热交替的症状持续出现，并且定时发作，月经也在此时停止，这是热入血室，瘀血肯定凝结，所以病情发作时的症状和疟病类似，定时发作，可以用小柴胡汤治疗。

妇人伤寒发热，经水适来，昼日明了，暮则谵语，如见鬼状者，此为热入血室，治之无犯胃气及上二焦，必自愈。

妇人得了太阳表证，全身发热，正赶上月经来潮，白天神智清明，晚上却胡言乱语，好像看到鬼神一样，这属于热入血室，不用去治疗胃气和上中二焦，病可以自然好转，直到痊愈。

妇人中风，发热恶寒，经水适来，得七八日，热除脉迟，身凉和，胸胁满如结胸状，谵语者，此为热入血室也，当刺期门，随其实而取之。

妇人得了太阳表证，发热怕冷，正赶上月经来潮，生病七八天之后，发热退去，脉象迟，体温恢复正常，胸胁满闷，如同患了结胸症的样子，胡言乱语，这属于热入血室，可以用针刺期门穴泻其实热。

阳明病，下血谵语者，此为热入血室，但头汗出，当刺期门，随
其实而泻之。濈然汗出者愈。

妇人得了阳明病，便血，胡言乱语，这属于热入血室，只有头部会出汗，
可以用针刺期门穴泻其阳明实热。针刺之后如果汗出得既快又透彻，则可以
痊愈。

妇人咽中如有炙脔，半夏厚朴汤主之。

妇人感觉咽喉里像有一块烤肉堵塞着，可以用半夏厚朴汤治疗。

半夏厚朴汤方（《千金》作胸满，心下坚，咽中帖帖，如有炙肉，吐之不出，吞之不下）
半夏一升 厚朴三两 茯苓四两 生姜五两 干苏叶二两
上五味，以水七升，煮取四升，分温四服，日三夜一服。

半夏厚朴汤方

　　把上面五味药用七升水煎煮，在还剩四升时，分成四次温服，
白天服用三次，晚上服用一次。

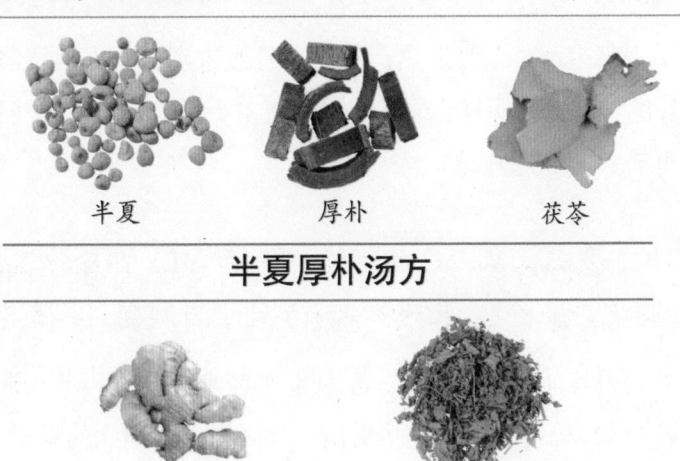

| 半夏 | 厚朴 | 茯苓 |

半夏厚朴汤方

| 生姜 | 干苏叶 |

妇人脏躁，喜悲伤欲哭，象如神灵所作，数欠伸，甘麦大枣汤主之。

妇人得了脏躁，常常感到情绪低落想哭，如同被鬼神附体，频繁地打哈欠，伸懒腰，可以用甘麦大枣汤治疗。

甘草小麦大枣汤方

甘草_{三两} 小麦_{一升} 大枣_{十枚}

上三味，以水六升，煮取三升，温分三服。亦补脾气。

甘草小麦大枣汤方

把上面三味药用六升水煎煮，在还剩三升时分成三次温服。此方剂还可补益脾气。

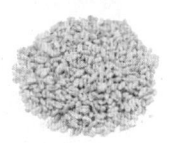

甘草　　　　小麦

甘草小麦大枣汤方

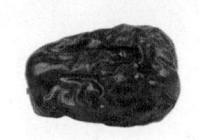

大枣

妇人吐涎沫，医反下之，心下即痞，当先治其吐涎沫，小青龙汤主之；涎沫止，乃治痞，泻心汤主之。

妇人口吐涎水，医生却反而使用攻下法，导致了胃脘部痞硬，应当优先治疗口水较多的病症，可以用小承气汤治疗；不再吐口水之后再治疗痞证，可以用泻心汤治疗。

小青龙汤方（见痰饮中）

泻心汤方（见惊悸中）

妇人之病，因虚、积冷、结气，为诸经水断绝，至有历年，血寒积结胞门，寒伤经络。凝坚在上，呕吐涎唾，久成肺痈，形体损分；在中盘结，绕脐寒疝，或两胁疼痛，与脏相连；或结热中，痛在关元，脉数无疮，肌若鱼鳞，时着男子，非止女身。在下未多，经候不匀，令阴掣痛，少腹恶寒，或引腰脊，下根气街，气冲急痛，膝胫疼烦，奄忽眩冒，状如厥癫；或有忧惨，悲伤多嗔，此皆带下，非有鬼神。久则羸瘦，脉虚多寒。

三十六病，千变万端，审脉阴阳，虚实紧弦；行其针药，治危得安，其虽同病，脉各异源，子当辨记，勿谓不然。

妇科病，都是因为虚损、积寒和气机阻滞引起的，引起月经不调或闭经。得病的时间长了之后，寒邪和瘀血在子宫凝结，寒邪损伤经络会引发各种疾病。如果在上焦凝结，就会呕吐，吐清晰涎沫，时间长了会发展成肺痈，损伤身体；如果凝结在中焦，会围绕脐周引发寒疝，有时两胁疼痛，向下牵连肝脏；如果热邪积聚在中焦，则脐下关元处会疼痛，脉象数，不会形成疮疡，皮肤干燥得像鳞甲一样，上面的病症也可能出现在男子身上，并不是只有妇人才会得。病位在下焦的情况较为单一，主要是月经不调，前阴疼痛，小腹怕冷，有时疼痛牵引到腰背，或者向下连于气街穴，气冲穴拘急疼痛，小腿也兼有剧痛，有时会觉得头晕，视物不清，如同厥逆癫痫；有时感到情绪低落，容易生气，这些都属于妇科病，并不是鬼神作祟。得病的时间久了，身体会变得瘦削虚弱，脉象虚，身体怕冷。

三十六种妇科病，变化无常，在诊治的时候应仔细分析病人脉象的阴、阳、虚、实、紧、弦情况；然后再决定是用针刺还是用药物治疗，使病人转危为安，不过必须注意症状虽然相同，但脉象不同，病因病机不同，在诊治的时候要辨别清楚，不能疏忽大意。

问曰：妇人年五十所，病下利数十日不止，暮即发热，少腹里急，腹满，手掌烦热，唇口干燥，何也？师曰：此病属带下，何以故？曾经半产，瘀血在少腹不去。何以知之？其证唇口干燥，故知之。当以温经汤主之。

有人问：一个五十岁的妇人患了漏血病，几十天还没有好，一到晚上就发热，小腹拘急疼痛，腹部胀满，掌心炙热，口干舌燥，这是哪种病？老师回答说：这属于妇科病。至于为什么会出现这些症状，是因为病人曾经有过小产，子宫里的瘀血没有清除干净。怎么确定是这个原因？从病人口唇干燥的表现就可以知道。可以用温经汤治疗。

温经汤方

吴茱萸三两 当归 芎䓖 芍药各二两 人参 桂枝 阿胶 生姜 牡丹去心 甘草各二两 半夏半升 麦门冬一升（去心）

上十二味，以水一斗，煮取三升，分温三服。亦主妇人少腹寒，久不受胎，兼取崩中去血，或月水来过多，及至期不来。

温经汤方

把上面十二味药用一斗水煎煮，在还剩三升时分成三次温服。此方剂也可用来治疗妇女小腹寒冷，不容易受孕，还可以治疗血崩、月经过多、月经延后等病症。

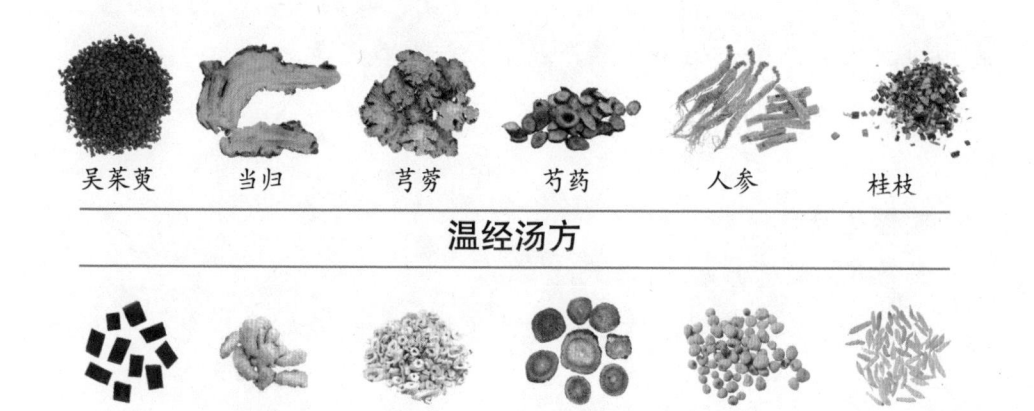

| 吴茱萸 | 当归 | 芎䓖 | 芍药 | 人参 | 桂枝 |

温经汤方

| 阿胶 | 生姜 | 牡丹 | 甘草 | 半夏 | 麦门冬 |

带下，经水不利，少腹满痛，经一月再见者，土瓜根散主之。

病人得了妇科病，月经不畅通，小腹胀满疼痛，月经一个月两次来潮，可以用土瓜根散治疗。

土瓜根散方（阴㿗肿亦主之）

土瓜根 芍药 桂枝 䗪虫各三分

上四味，杵为散，酒服方寸匕，日三服。

土瓜根散方

把上面四味药研成细末，用酒送服一方寸匕，每天服用三次。

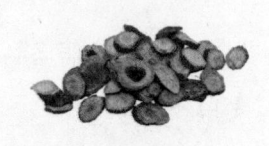

土瓜根　　　　　　　芍药

土瓜根散方

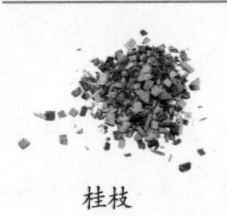 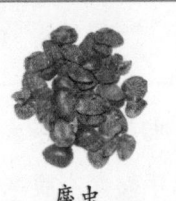

桂枝　　　　　　　　䗪虫

寸口脉弦而大，弦则为减，大则为芤，减则为寒，芤则为虚，寒虚相搏，此名曰革，妇人则半产漏下，旋覆花汤主之。

参见《血痹虚劳病脉证并治第六》第13条。

旋覆花汤方

旋覆花三两 葱十四茎 新绛少许

上三味，以水三升，煮取一升，顿服之。

旋覆花汤方

把上面三味药用二升水煎煮，煮至还剩一升时，一次服尽。

妇人陷经漏下，黑不解，胶姜汤主之（臣亿等校诸本无胶姜汤方，想是前妊娠中胶艾汤）。

妇人的子宫止不住出血，经血的颜色发黑，可以用胶姜汤治疗。

妇人少腹满如敦状，小便微难而不渴，生后者，此为水与血并结在血室也，大黄甘遂汤主之。

妇人小腹胀满的样子像敦一样，小便稍微不通畅，口也不渴，如果病人是生产之后，是因为水和血在子宫凝结，可以用大黄甘遂汤治疗。

大黄甘遂汤方

大黄四两 甘遂二两 阿胶二两

上三味，以水三升，煮取一升，顿服之，其血当下。

大黄甘遂汤方

大黄、甘遂、阿胶三味药，用三升水煎煮，在还剩一升时，一次服尽，服药后恶露应该可以排出。

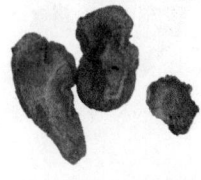

大黄

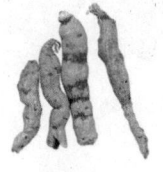

甘遂

大黄甘遂汤方

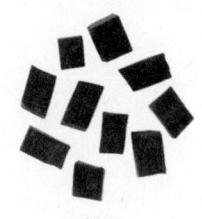

阿胶

妇人经水不利下，抵当汤主之（亦治男子膀胱满急有瘀血者）。

妇人月经不畅或月经量过少，可以用抵当汤治疗。

抵当汤方

水蛭三十个（熬）　　虻虫三十个（熬，去翅足）　　桃仁二十个（去皮尖）　　大黄三两（酒浸）

上四味，为末，以水五升，煮取三升，去滓，温服一升。

抵当汤方

把上面四味药打成粉末，用五升水煎煮，在还剩三升时去掉药渣，温服一升。

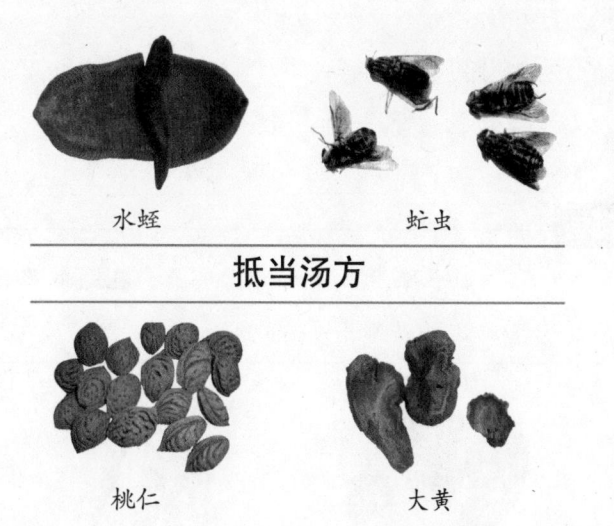

水蛭　　　　　　　　　　虻虫

抵当汤方

桃仁　　　　　　　　　　大黄

妇人经水闭不利，藏坚癖不止，中有干血，下白物，矾石丸主之。

妇女闭经或者月经不畅，干血在子宫里凝结不散，白带也较多，可以用矾石丸治疗。

矾石丸方

矾石三分（烧） 杏仁一分

上二味，末之，炼蜜和丸，枣核大，内藏中，剧者再内之。

矾石丸方

　　把矾石和杏仁两味药打成粉末，炼蜜做成像枣核一样大小的药丸，放进子宫里，如果病情严重可以再放一次。

妇人六十二种风，及腹中血气刺痛，红蓝花酒主之。

妇人的六十二种风病，还有腹中由于气血凝滞而刺痛的病症，可以用红蓝花酒治疗。

红蓝花酒方（疑非仲景方）

红蓝花一两

上一味，以酒一大升，煎减半，顿服一半，未止再服。

红蓝花酒方

　　把红蓝花用一大升酒煎煮，在还剩一半时一次服用一半，如果没能痊愈，再服用另一半。

妇人腹中诸疾痛，当归芍药散主之。

妇人腹部的诸多疼痛，可以用当归芍药散治疗。

当归芍药散方（见前妊娠中）

妇人腹中痛，小建中汤主之。

妇人腹中疼痛，可以用小建中汤治疗。

小建中汤（见前虚劳中）

问曰：妇人病，饮食如故，烦热不得卧而反倚息者，何也？师曰：此名转胞，不得溺也，以胞系了戾，故致此病，但利小便则愈，宜肾气丸主之。

有人问：得了妇科病，饮食和平时一样，心烦发热，不能平卧，靠坐着才能呼吸，是哪种病？老师回答：这种病叫作转胞，小便不通，是由于膀胱之系带扭曲不顺，从而导致这种病发生，只要使小便通畅则此病即能痊愈，可以用肾气丸治疗。

肾气丸方

干地黄八两 薯蓣四两 山茱萸四两 泽泻三两 茯苓三两 牡丹皮三两 桂枝 附子各一两（炮）

上八味，末之，炼蜜和丸，梧子大，酒下十五丸，加至二十五丸，日再服。

肾气丸方

把上面八味药打成粉末，炼蜜和成像梧桐子一样大小的药丸，用酒送服十五丸，之后再渐渐增加到二十五丸，每天服两次。

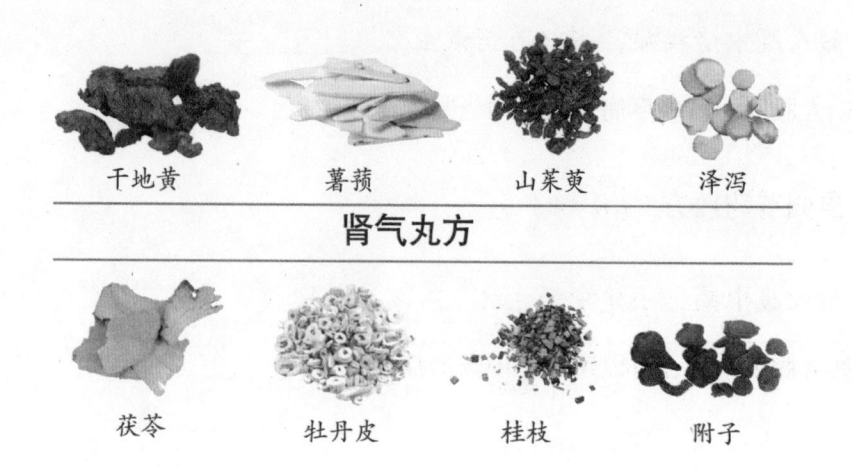

干地黄　　　薯蓣　　　山茱萸　　　泽泻

肾气丸方

茯苓　　　牡丹皮　　　桂枝　　　附子

> 蛇床子散方，温阴中坐药。

蛇床子散是温暖前阴的外用坐药。

蛇床子散方

蛇床子仁

上一味，末之，以白粉少许，和令相得，如枣大，绵裹，内之，自然温。

蛇床子散方

把蛇床子仁打成粉末，用少量米粉混合均匀，做成像红枣一样大小的栓剂，然后用棉线包裹起来放进阴道，可以起到暖宫的作用，疾病就可自愈。

> 少阴脉滑而数者，阴中即生疮，阴中蚀疮烂者，狼牙汤洗之。

少阴脉脉象滑而数，阴道中有疮疡，阴道中疮疡破溃的病人，可以用狼牙汤清洗。

狼牙汤方

狼牙三两

上一味，以水四升，煮取半升，以绵缠箸如茧，浸汤沥阴中，日四遍。

狼牙汤方

把狼牙草用四升水煎煮，在还剩半升时，用棉线缠绕筷子像蚕茧的形状，蘸取药液滴进阴道里，每天四次。

> 胃气下泄，阴吹而正喧，此谷气之实也。膏发煎导之。

胃肠里浊气下泄，致使阴道里发出像矢气一样且连续不断的声音，是因为胃肠燥结，可以用膏发煎润导。

膏发煎方（见黄疸中）

小儿疳虫蚀齿方（疑非仲景方）

治疗小孩疳热生虫，牙龈腐烂，龋齿的药方。

小儿疳虫蚀齿方
雄黄 葶苈

上二味，末之，取腊月猪脂熔，以槐枝绵裹头四五枚，占药烙之。

小儿疳虫蚀齿方

雄黄和葶苈两味药，打成粉末，把腊月的猪油熔化后，用四五枚梢上缠着棉线的槐树枝蘸药，在牙齿上烙。

杂疗方第二十三

论一首 证一条 方二十二首

退五脏虚热，**四时加减柴胡饮子方**。

冬三月加：柴胡八分　白术八分　大腹槟榔四枚（并皮、子用）陈皮五分 生姜五分　桔梗七分

春三月加：枳实减白术，共六味

夏三月加：生姜三分　枳实五分　甘草三分，共八味

秋三月加：陈皮三分，共六味

上各㕮咀，分为三贴，一贴以水三升，煮取二升，分温三服，如人行四五里，进一服。如四体雍，添甘草少许，每贴分作三小贴，每小贴以水一升，煮取七合，温服。再合滓为一服，重煮，都成四服（疑非仲景方）。

治疗五脏虚损发热的，用四时加减柴胡饮子方。

冬天的三个月，加柴胡八分、白术八分、陈皮五分、大腹槟榔四枚，皮和种子都入药，生姜七分、桔梗七分

春天的三个月，加入枳实，减去白术，一共有六味药

夏天的三个月，加入生姜三分、枳实五分、甘草三分，一共有八味药

秋天的三个月，加入陈皮三分，一共有六味药

这些药，各自切碎之后，分成三份。一份用三升水煎煮，在还剩二升时分成三次温服，服用间隔时间相当于人走四五里路所用的时间。如果病人的肢体上有痈疮，可以添加少量甘草，作解毒之用，然后把每份药再分成三小份，每一小份都用一升水煎煮，在还剩七合时温服。把留下的药渣留在一起再次煎煮，

最后会得到四份药液。

长服诃梨勒丸方（疑非仲景方）

诃梨勒（煨）　陈皮　厚朴各三两

上三味，末之，炼蜜丸如梧子大，酒饮服二十丸，加至三十丸。

长服诃梨勒丸方

把诃梨勒、陈皮和厚朴三味药打成粉末，用蜂蜜和粉末炼制成如同梧桐子一般大小的药丸，用酒送服二十丸，后面可以增加到三十丸。

三物备急丸方（见《千金方》，司空裴秀为散用。亦可先和成汁，乃倾口中，令从齿间得入，至良验）

大黄一两　干姜一两　巴豆一两（去皮、心，熬，外研如脂）

上药各须精新，先捣大黄、干姜为末，研巴豆内中，合治一千杵，用为散，蜜和丸亦佳，密器中贮之，莫令歇。主心腹诸卒暴百病，若中恶客忤，心腹胀满，卒痛如锥刺，气急口噤，停尸卒死者，以暖水若酒服大豆许三四丸，或不下，捧头起，灌令下咽，须臾当差。如未差，更与三丸，当腹中鸣，即吐下便差。若口噤，亦须折齿灌之。

三物备急丸方

大黄、干姜、巴豆这三味药，都选质量上好的，先把大黄和干姜打成粉末，再和巴豆脂混合，一起用药杵捣一千下，制成散，用蜂蜜和成药丸也很好，然后放至密封的容器里储存，中途不要打开。这种丸药主治胃脘和腹部的一些急症，如果受了邪气而导致胃脘或腹部胀满，突然疼得像被锥子扎一样，呼吸急促，牙关紧咬，暴死而僵卧的人，可以用温水服用像黄豆一样大小的三四颗药丸，如果病人已经无法服药，可以把病人的头部托起，把药丸化成药液，灌到病人嘴里，片刻之后，症状就会出现好转。如果病情并无缓解，就再服三四颗，如果病人腹部有肠鸣音出现，然后呕吐或者腹泻，则病情正在好转。

如果病人紧咬着牙齿，药物灌不进去，则需把他的牙齿折断，然后从缝隙中把药液灌进去。

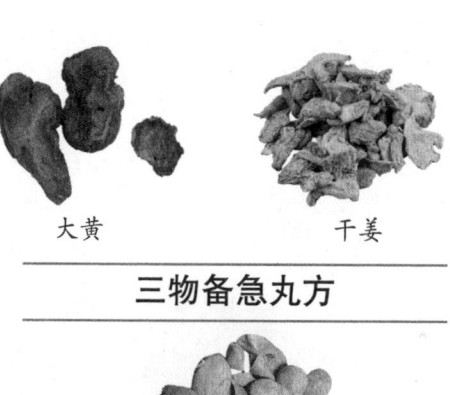

大黄　　　　　　干姜

三物备急丸方

巴豆

治伤寒，令愈不复，**紫石寒食散方**（见《千金翼》）。

紫石英　白石英　赤石脂　钟乳（碓炼）　栝蒌根　防风　桔梗　文蛤　鬼臼各十分　太一余粮十分（烧）　干姜　附子炮（去皮）　桂枝去皮各四分

上十三味，杵为散，酒服方寸匕。

紫石寒食散方

伤寒病想要治好之后不再复发，用紫石寒食散。

把上面这十三味药研成细末，用酒送服一方寸匕。

救卒死方

薤捣汁，灌鼻中。

又方

雄鸡冠割取血，管吹内鼻中。

猪脂如鸡子大，苦酒一升，煮沸，灌喉中。

鸡肝及血涂面上，以灰围四旁，立起。

大豆二七粒，以鸡子白并酒和，尽以吞之。

救猝死的方法

把韭白捣成汁，然后灌到病人鼻子里。

又方：割开公鸡的鸡冠，取出里面的血，用管把鸡冠血吹到病人鼻子里。

把一块像鸡蛋一样大小的猪油，放进一升醋里煮沸，灌进嗓子里。

把鸡肝和鸡血涂到病人脸上，用灰把四周围起来，病人马上就会醒。

取二十七粒大豆，用鸡蛋清和白酒混合，一起服尽。

救卒死而壮热者方

矾石半斤，以水一斗半，煮消，以渍脚，令没踝。

救治猝死且全身发高烧的方剂

矾石半斤，用一斗半水煮到溶化，用来泡脚，矾石水要没过脚踝才行。

救卒死而目闭者方

骑牛临面，捣薤汁灌耳中，吹皂荚末鼻中，立效。

救治猝死且眼睛紧闭的方法

像骑牛一样跨坐在病人身上，在他的耳朵里灌进韭白汁，朝鼻子里吹皂荚末，病人会立刻好转。

救卒死而张口反折者方

灸手足两爪后十四壮了，饮以五毒诸膏散（有巴豆者）。

救治猝死却张着嘴，脊背僵直朝后仰的方法

先灸手足的指甲十四壮，再给病人服用五毒诸膏散。

救卒死而四肢不收失便者方

马屎一升，水三斗，煮取二斗以洗之。又取牛洞（稀粪也）一升，温酒灌口中，灸心下一寸、脐上三寸、脐下四寸，各一百壮，差。

救治猝死而且四肢张开，大小便失禁的方法

取一升马屎，用三斗水煮，还剩二斗时用它擦拭病人身体，再取一升稀牛粪，用温酒灌进病人嘴里，在心下一寸，脐上三寸，脐下四寸，各灸一百壮，即可治好。

救小儿卒死而吐利不知是何病方

狗屎一丸，绞取汁以灌之。无湿者，水煮干者，取汁。

救治小孩猝死并且呕吐、腹泻，但不知是什么原因的方法

把一丸狗屎绞出汁灌到小孩嘴里，如果没有湿狗屎，可以把干狗屎用水煮一下，再把水灌进去。

治尸蹶方

尸蹶脉动而无气，气闭不通，故静而死也，治方（脉证见上卷）。
菖蒲屑，内鼻两孔中吹之，令人以桂屑着舌下。
又方
剔取左角发方寸，烧末，酒和，灌令入喉，立起。

治尸蹶方

尸蹶的病人，还有脉搏，但是没了呼吸，这是因为气道不通了，所以安静得像死了一样，可用这种方法救治。

把菖蒲屑吹进两个鼻孔里，再把桂枝屑放到病人的舌头下面含着。

又方：把病人左侧一角一方寸的头发剃掉，然后烧成灰，和酒混合，灌进病人的喉咙里，病人会立刻好转。

救卒死，客忤死，**还魂汤主之方**（《千金》云：主卒忤鬼击飞尸，诸奄忽气绝无复觉，或已无脉，口噤拗不开，去齿下汤。汤下口不下者，分病人发左右，捉搦肩引之。药下，复增取一升，须臾立苏）

麻黄三两（去节，一方四两）　杏仁七十个（去皮尖）　甘草一两（炙）（《千金》用桂心二两）

上三味，以水八升，煮取三升，去滓，分令咽之，通治诸感忤。

又方

韭根一把　乌梅二七个　吴茱萸半升（炒）

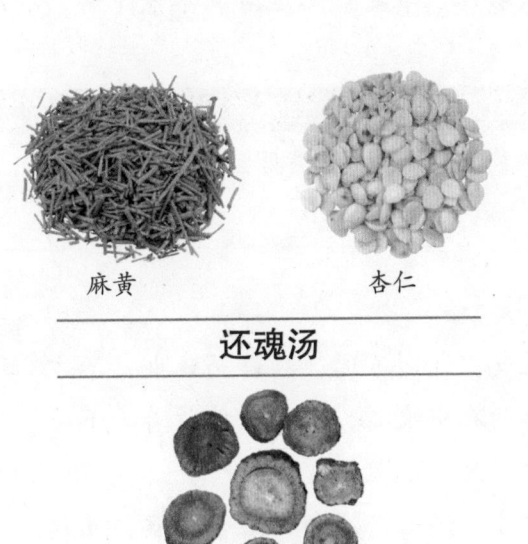

麻黄　　　　　　杏仁

还魂汤

甘草

> 上三味，以水一斗，煮之，以病人梳内中，三沸，梳浮者生，沉者死。煮取三升，去滓，分饮之。

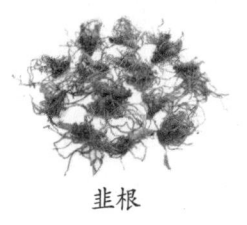
韭根

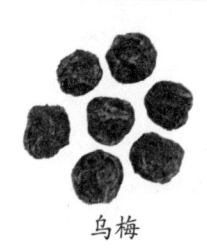
乌梅

还魂汤

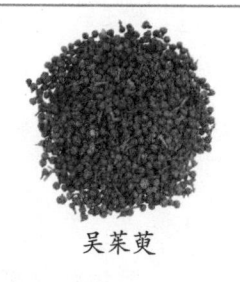
吴茱萸

还魂汤方

救治因为受了外邪而昏厥的病人，可以用还魂汤治疗。

把麻黄、杏仁、甘草三味药用八升水煎煮，剩三升时去掉药渣，分成两次让病人服下，能够治疗一切外感的疾病。

又方：

韭根、乌梅、吴茱萸，用一斗水煎煮，取患者用的木梳放到其中，木梳浮起来则会痊愈，木梳下沉则不好救活。煎煮到还剩下三升的时候，去掉药渣，分次服用。

救自缢死方

自缢死，旦至暮，虽已冷，必可治；暮至旦，小难也，恐此当言阴气盛故也。然夏时夜短于昼，又热，犹应可治。又云：心下若微温者，一日以上，犹可治之方。

徐徐抱解，不得截绳，上下安被卧之。一人以脚踏其两肩，手少挽其发，常弦弦勿纵之，一人以手按据胸上，数动之。一人摩捋臂胫，屈伸之。若已僵，但渐渐强屈之，并按其腹。如此一炊顷，气从口出，呼吸眼开而犹引按莫置，亦勿苦劳之。须臾，可少桂汤及粥清含与之，令濡喉，渐渐能咽，稍止。若向令两人以管吹其两耳罙好。此法最善，无不活者。

上吊自杀的救治方法

　　上吊自杀的人，从早上到傍晚，身体虽然已经凉了，但依然还有机会可以救治；如果是从傍晚到次日早上，则救治起来就比较困难，可能是因为在这个时间段里阴气过盛的缘故。然而夏季晚上的时间比白天要短，而且天气也热，这种情况下依然也是可以治的。还有一种说法是：如果心胸稍微温暖，已经上吊了一天时间，也是有救治的方法。

　　慢慢把病人从绳子上解下来，一定不能急于把绳子切断，把病人放到被子上，盖好被子。一个人用脚踩住病人双肩，挽起病人的头发紧紧抓住不要放松，一个人用手按在病人的胸口处，连续但有节奏地上下按压。另一个人揉搓病人的手臂和小腿，使之能够屈伸，如果病人的身体已经僵硬，就慢慢强制使他的四肢屈伸，并按压他的腹部。如此大约持续一顿饭的时间，病人有气从嘴里呼出，呼吸也恢复，眼睛睁开，这时候应该继续按压病人的腹部，不要停止，但也不要使病人感到过于疲劳。稍等一会儿之后，让病人喝少量的肉桂汤和米粥润润嗓子，病人能够稍微喝下去一点的时候，前面的动作就可以慢慢停下来了。如果再有两个人用笔管朝病人的耳朵里吹气，越深越好，这种急救方法的效果最为理想，没什么救不活的。

疗中暍方

凡中暍死，不可使得冷，得冷便死，疗之方。

屈草带，绕暍人脐，使三两人溺其中，令温。亦可用热泥和屈草，亦可扣瓦椀底按及车缸，以着暍人，取令溺，须得流去。此谓道路穷卒无汤，当令溺其中，欲使多人溺，取令温。若有汤便可与之，不可泥及车缸，恐此物冷。暍既在夏月，得热泥土、暖车缸，亦可用也。

--- 治疗中暑的方法 ---

病人一旦中暑，就不能喝凉水，喝了凉水会加重病情，严重的甚至死亡。

方法是用草绳做成带子，绕在病人脐部，让两到三人朝那里尿尿，使病人的脐部有温暖的感觉。也可以用热泥和草绳圈，也可以扣上瓦罐底或按上车缸，放到病人脐部，把小便圈在其中，不让它流走。此方法适合在偏僻的野外，立刻找不到热水的情况下，而且需要许多人的小便，让病人的脐部温暖。只要用起来方便就可以用这种方法，但是不能让病人接触车缸，因为车缸太冷。中暑在夏季发生，用热泥和温暖车缸，也是可用的方法。

救溺死方

取灶中灰两石余以埋人，从头至足，水出七孔，即活。

上疗自缢、溺、暍之法，并出自张仲景为之。其意殊绝，殆非常情所及，本草所能关，实救人之大术矣。伤寒家数有暍病，非此遇热之暍（见《外台》《肘后》目）。

--- 救治淹死者的方法 ---

取出灶膛里的灰，取两石多，把人从头到脚埋起来，身体里的水会从人的七窍溢出来，人就救活了。

上面上吊自杀、淹死及中暑的急救法出自张仲景。其方法十分特殊，不是一般人能够做到的，也不是单凭本草就能救治病人，实在是救人生命的高明医术。有研究伤寒的医家认为有多种暍病，并非上面所说的感受暑邪以致的中暑。

治马坠及一切筋骨损方（见《肘后方》）

大黄一两（切，浸，汤成下）　　绯帛如手大（烧灰）　乱发如鸡子大（烧灰用）

久用炊单布一尺（烧灰）　　败蒲一握三寸　　桃仁四十九个（去皮尖，熬）　　甘草
如中指节（炙，剉）

上七味，以童子小便量多少，煎汤成，内酒一大盏，次下大黄，
去滓，分温三服。先剉败蒲席半领，煎汤浴，衣被盖覆，斯须，通利
数行，痛楚立差。利及浴水赤，勿怪，即瘀血也。

治疗从马上摔下，以及一切筋骨损伤的方法（见于《肘后备急方》）

上面七味药，先煎童子尿，然后加入一大杯酒，再放入大黄，煎
好后去掉药渣，分成三次温服。另外把半件衣服大小的旧蒲席切碎，
煎成汤用来药浴，然后穿好衣服盖好被子，稍等片刻，几次大便以后，
疼痛会有所缓解。大便和洗浴完的水都是红色的，不要过于惊讶，这
是因为体内的瘀血排出了体外。

禽兽鱼虫禁忌并治第二十四

论辨二首 合九十法 方二十一首

凡饮食滋味，以养于生，食之有妨，反能为害。自非服药炼液，焉能不饮食乎。切见时人，不闲调摄，疾疢竞起；若不因食而生，苟全其生，须知切忌者矣。所食之味，有与病相宜，有与身为害，若得宜则益体，害则成疾，以此致危，例皆难疗。凡煮药饮汁以解毒者，虽云救急，不可热饮，诸毒病得热更甚，宜冷饮之。

凡是五味的饮食，都可以用来帮助养生，但如果吃错了东西，却反而会对身体造成损害。如果不是辟谷、炼丹的人，又怎可以离得开平常的饮食呢？就看现在的人，平时不注意摄养调护，导致各种疾病产生，全都由饮食不恰当引起；如果想保护身体不让它生病，就必须要知道饮食的各种禁忌。吃的东西，有的和治病相符，有的却对身体有害，相符的有助于身体恢复，有害的则会引起疾病，类似这种情况发展成的危重病症，都比较难治。凡是解毒的汤药，就算情况危急，也不能热服，因为由中毒引发的疾病遇到热汤会更严重，所以等变凉之后再服最好。

肝病禁辛，心病禁咸，脾病禁酸，肺病禁苦，肾病禁甘。春不食肝，夏不食心，秋不食肺，冬不食肾，四季不食脾。辨曰：春不食肝者，为肝气王，脾气败，若食肝，则又补肝，脾气败尤甚，不可救。又肝王之时，不可以死气入肝，恐伤魂也。若非王时即虚，以肝补之佳，余脏准此。

得了肝病的人应该禁止吃辛味的食物，得了心病的人应该禁止吃咸味的食物，得了脾病的人应该禁止吃酸味的食物，得了肺病的人应该禁止吃苦味的食物，得了肾病的人应该禁止吃甘味的食物。春季不适合吃肝，夏季不适合吃心，秋季不适合吃肺，冬季不适合吃肾，一年四季都不适合吃脾。说明：春季不适合吃肝，是因为春天肝气旺盛，而脾气较弱，如果吃肝，肝气就会更旺，而脾气更弱，则很难救治了。而且肝气旺的时候补肝，因为死气入肝，恐怕会损伤肝脏所藏之魂。如果不是肝旺的季节就肝虚，则可以吃肝用来补肝气，其他脏器也是这个道理。

> 凡肝脏自不可轻啖，自死者弥甚。

动物的肝脏不能随便吃，尤其是那些因为自己得病而死的动物更是如此。

> 凡心皆为神识所舍，勿食之，使人来生复其报对矣。

心是神志意识所在的器官，不能吃，否则来生会遭到报复。

> 凡肉及肝，落地不着尘土者，不可食之。

凡是肉和肝脏，如果落到地上却没有沾染尘土，就不能吃。

> 猪肉落水浮者，不可食。诸肉及鱼，若狗不食，鸟不啄者，不可食。诸肉不干，火灸不动，见水自动者，不可食之。肉中有如米点者，不可食之。六畜肉，热血不断者，不可食之。父母及身本命肉，食之令人神魂不安。食肥肉及热羹，不得饮冷水。诸五脏及鱼，投地尘土不污者，不可食之。

猪肉能够浮在水面上的，不能吃。肉和鱼，如果狗不吃、鸟不啄，不能吃。肉如果风吹也不干，火烤也不变，放在水里却能浮起来，不能吃。肉里有像米点一样的异物的，不能吃。各种牲畜如果因为流血不断而死，不能吃。吃了和父母及自己的属相相合的动物的肉，会变得神志不安、魂魄不宁。吃肥肉和热肉汤的时候，不能喝冷水。凡是五脏肉和鱼类，掉在地上却不沾土的，不能吃。

秽饭馁肉臭鱼，食之皆伤人。

吃了被污染的饭以及腐烂的肉和鱼，会伤害身体。动物因为自身生病而死导致口闭不开的，不能吃。

自死肉，口闭者，不可食之。六畜自死，皆疫死，则有毒，不可食之。兽自死，北首及伏地者，食之杀人。食生肉，饱饮乳，变成白虫（一作血蛊）。疫死牛肉，食之令病洞下，亦致坚积，宜利药下之。脯藏米瓮中，有毒，及经夏食之，发肾病。

只要是牲畜自己死的，都是染上疫病的缘故，这种肉有毒，不能吃。兽类死亡，只要是头朝北或倒地而死的，这种肉吃起来对人有害。吃生肉，喝生奶，身体里容易生寄生虫。得了瘟疫的牛死掉，吃它的肉会让人泄泻不止，也会导致腹中有硬包块，这个时候应当用攻下药消除积滞。米缸里贮藏干肉，时间长了会产生毒素，在夏天吃，会引发肾病。

治自死六畜肉中毒方
黄柏屑，捣，服方寸匕。

治疗因为吃了有病动物的肉而中毒的方法
黄柏的碎屑，捣碎，服用一方寸匕。

治食郁肉漏脯中毒方（郁肉，密器盖之隔宿者是也。漏脯，茅屋漏下沾着者是也）
烧犬屎，酒服方寸匕，每服人乳汁亦良。饮生韭汁三升，亦得。

治疗吃了郁肉、漏脯而中毒的方法
烧过的狗屎，用酒服用一方寸匕，喝人的乳汁效果也很好。喝生韭菜汁三升，也有效。

治黍米中藏干脯食之中毒方

大豆浓煮汁，饮数升即解。亦治诸肉漏脯等毒。

治疗因为吃了贮藏在黍米中变质的干肉而中毒的方法

将大豆汁煮成浓汁，喝下几升就可解毒。也可治疗因食用野猫肉或者漏脯所导致的中毒。

治食生肉中毒方

掘地深三尺，取其下土三升，以水五升，煮数沸，澄清汁，饮一升，即愈。

治疗因为吃了生肉而中毒的方法

挖地三尺，取用三升地下的土，用五升水煮，当水沸腾数次后，取用澄清的汁，喝一升，即可痊愈。

治六畜鸟兽肝中毒方

水浸豆豉，绞取汁，服数升愈。

马脚无夜眼者，不可食之。食酸马肉，不饮酒，则杀人。马肉不可热食，伤人心。马鞍下肉，食之杀人。白马黑头者，不可食之。白马青蹄者，不可食之。马肉独肉共食，饱醉卧，大忌。驴马肉合猪肉食之，成霍乱。马肝及毛，不可妄食，中毒害人。

治疗因为吃了六畜或鸟兽的肝脏而中毒的方法

用水浸泡豆豉，绞汁取用，喝数升即愈。

前脚上没有夜眼的马，它的肉不能吃。吃马肉的时候如果不喝酒，会伤害身体。马肉不能热着吃，不然会损伤心神。马鞍覆盖的部位的肉，吃了会损害身体。身子是白马但头是黑色，这种马不能吃。白色马却有青色的马蹄，这种马不能吃。马肉和猪肉一起吃，吃饱喝醉了就躺下，是非常大的错误。驴肉、马肉和猪肉一起吃，会发生上吐下泻的霍乱病。马肝和马毛，不能随便吃，容易让人中毒。

治马肝毒中人未死方

雄鼠屎二七粒，末之，水和服，日再服（屎尖者是）。

又方

人垢，取方寸匕，服之佳。

治疗吃了马肝中毒尚未死亡的方法

将十四粒雄鼠屎研成末，用水调和服用，每日两次。另有一个方子：人头垢，取方寸匕，服后效果良好。

治食马肉中毒欲死方

香豉二两　　杏仁三两

上二味，蒸一食顷，熟，杵之服，日再服。

又方

煮芦根汁，饮之良。

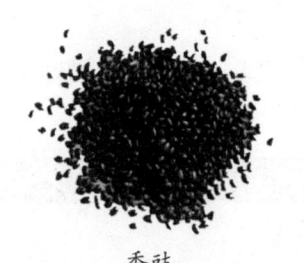

香豉

治食马肉中毒欲死方

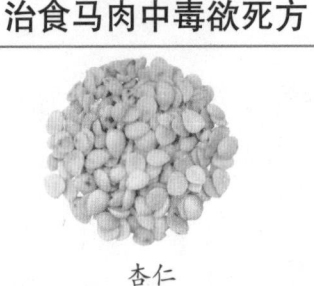

杏仁

治疗因为吃了马肉中毒将要死亡的方剂

用二两香豉，三两杏仁，这两味药，蒸一顿饭的时间，熟后，捣碎服用，每日两次。还有一个方子：煮芦根，取汁饮用，效果佳。

疫死牛，或目赤，或黄，食之大忌。牛肉共猪肉食之，必作寸白虫。青牛肠，不可合犬肉食之。牛肺，从三月至五月，其中有虫如马尾，割去勿食，食则损人。牛羊猪肉，皆不得以楮木桑木蒸炙。食之，令人腹内生虫。啖蛇牛肉杀人。何以知之？啖蛇者，毛发向后顺者是也。

因为瘟疫病死的牛，有的眼睛发红，有的眼睛发黄，千万不能吃。生牛肉和猪肉一起吃，必定感染寸白虫。水牛肠狗肉不能一起吃。三月到五月的牛肺，多半生有像马尾巴一样的虫子，应该把它割去，不能吃，吃了会损伤身体。牛、羊、猪肉都不能用椿木和桑木蒸煮、烤炙，吃了会使人腹中生出虫子。因为吃了蛇死掉的牛，吃它的肉会损伤身体，该怎么辨别呢？吃蛇而死的牛，都有一个共同的特征，毛发向后，用这个方法辨别。

治啖蛇牛肉食之欲死方

饮人乳汁一升，立愈。

又方

以泔洗头，饮一升，愈。

牛肚细切，以水一斗，煮取一升，暖饮之，大汗出者愈。

治疗因为食用吃蛇而死的牛肉而中毒将要死亡的方法

饮人乳一升，很快痊愈。

还有一个方：用淘米水洗头，并饮用淘米水一升，能够治愈这种疾病。

将牛肚切成细丝，用一斗水煎煮，到还剩下一升的时候，趁热饮用，服用之后患者出了很多汗就痊愈了。

治食牛肉中毒方
甘草煮汁饮之，即解。

治疗因吃了牛肉而中毒的方法

用甘草煮汁，喝下就能解毒。

羊肉，其有宿热者，不可食之。羊肉不可共生鱼、酪食之，害人。羊蹄甲中有珠子白者，名羊悬筋，食之令人癫。白羊黑头，食其脑，作肠痈。羊肝共生椒食之，破人五脏。猪肉共羊肝和食之，令人心闷。猪肉以生胡荽同食，烂人脐。猪脂不可和梅子食之。猪肉和葵食之，少气。鹿肉不可和蒲白作羹，食之发恶疮。麋脂及梅李子，若妊娠食之，令子青盲，男子伤精。麞肉不可合虾及生菜、梅李果食之，皆病人。痼疾人，不可食熊肉，令终身不愈。

原本体内有热邪的羊，这种肉不能吃。羊肉不可以和生鱼、奶酪一起吃，不然会损害身体。羊的蹄甲上有像珠子一样的白色斑点的，叫羊悬筋，吃了的话，人会发作癫痫。吃了黑头白羊的脑子，会让人患上肠痈。羊肝和花椒一起吃，会伤到五脏。猪肉和羊肝一起吃，会心胸满闷。猪肉和生香菜一起吃，会让人肚脐周围腐烂。猪油不能和梅子一起吃。猪肉和葵菜一起吃，会让人觉得气短。鹿肉不能和蒲菜一起做肉羹，吃了会让人发恶疮。如果麋鹿的脂肪和梅子、李子一起吃，怀孕的妇人会导致腹中的胎儿眼睛患上青盲，男子的话则会伤精。麞肉不可以和虾、生菜、梅子及李子一起吃，吃了会损伤身体。久病不愈的人不能吃熊肉，会导致疾病终身无法痊愈。

白犬自死，不出舌者，食之害人。食狗鼠余，令人发瘘疮。

白狗死了不吐舌头，吃它的肉会损伤身体。吃狗或者老鼠吃剩的东西，会使人发作瘘疮。

治食犬肉不消成病方

治食犬肉不消，心下坚或腹胀，口干大渴，心急发热，妄语如狂，或洞下方。

杏仁一升（合皮，熟，研用）

以沸汤三升和，取汁分三服，利下肉方，大验。

吃了狗肉消化不了，胸腹胀满，口中干燥，非常口渴，心里焦躁发热，胡言乱语像狂症一样，或者有严重的腹泻出现，这种症状的治疗方法如下。

杏仁一升，不去皮，煮熟，研碎用。

用沸水三升，调和均匀，取汁，分三次服用，服用后可泻下肉片，疗效非常好。

妇人妊娠，不可食兔肉、山羊肉及鳖、鸡、鸭，令子无声音。兔肉不可合白鸡肉食之，令人面发黄。兔肉着干姜食之，成霍乱。凡鸟自死，口不闭，翅不合者，不可食之。诸禽肉，肝青者，食之杀人。鸡有六翻四距者，不可食之。乌鸡白首者，不可食之。鸡不可共葫蒜食之，滞气（一云鸡子）。山鸡不可合鸟兽肉食之。雉肉久食之，令人瘦。鸭卵不可合鳖肉食之。妇人妊娠食雀肉，令子淫乱无耻。雀肉不可合李子食之。燕肉勿食，入水为蛟龙所啖。

妇人怀孕后，不可以吃兔肉、山羊肉和鳖肉、鸡鸭肉，否则会导致孩子发不了声。兔肉和白鸡肉不能一起吃，会造成人的面色发黄。烹制兔肉的时候如果用了干姜，人吃了会上吐下泻。凡是鸟类死亡以后，口不闭、翅膀不合的，不能吃。凡是禽类的肉，如果肝显出青色，吃了会损伤身体。有六个翅膀、四个脚爪的鸡，不能吃。乌鸡有白头的，不能吃。鸡肉不能和香菜一起吃，吃了会让人胀气。山鸡不能和其他种类的鸟兽肉一起吃。长期吃野鸡肉会让人变得消瘦。鸭蛋不能和鳖肉一起吃。妇人怀孕后，如果吃了麻雀肉，会致使产下的孩子性情淫乱。麻雀肉不能和李子一起吃。燕子肉不能吃，否则人进到水里后会被蛟龙吞吃。

治食鸟兽中箭肉毒方

鸟兽有中毒箭死者，其肉有毒，解之方：大豆煮汁及蓝汁，服之，解。

治疗食用中了毒箭而死的鸟兽肉的方法

鸟兽因中毒箭而死的，其肉也有毒，如果误食，解救方法：将大豆汁与蓝汁一同服用，可解毒。

鱼头正白如连珠，至脊上，食之杀人。鱼头中无鳃者，不可食之，杀人。鱼无肠胆者，不可食之，三年阴不起，女子绝生。鱼头似有角者，不可食之。鱼目合者，不可食之。六甲日，勿食鳞甲之物。鱼不可合鸡肉食之。鱼不得合鸬鹚肉食之。鲤鱼鲊不可合小豆藿食之，其子不可合猪肝食之，害人。鲤鱼不可合犬肉食之。鲫鱼不可合猴雉肉食之（一云：不可合猪肝食）。鳀鱼合鹿肉生食，令人筋甲缩。青鱼鲊不可合生葫荽及生葵，并麦中食之。鳝、鳝不可合白犬血食之。龟肉不可合酒、果子食之。鳖目凹陷者及压下有王字形者，不可食之。其肉不得合鸡鸭子食之。龟鳖肉不可合苋菜食之。虾无须及腹下通黑，煮之反白者，不可食之。食脍，饮乳酪，令人腹中生虫，为瘕。

鱼头上有白斑，并且像连珠一样一直延伸到脊背上，这种肉吃了会损伤身体。鱼头里没有腮的，不能吃，会伤人。如果鱼没有肠和胆，不能吃，否则男子吃了以后会导致三年阴茎无法勃起，女子则会导致无法生育。鱼头上长了像角一样的东西，不能吃。鱼眼闭合的，不能吃。六甲之日，不能吃带有鳞甲之类的食物。鱼肉不能和鸡肉一起吃。鱼肉不能和鸬鹚肉一起吃。鲤鱼肉不能和赤小豆叶一起吃，鲤鱼卵不能和猪肝一起吃，会损伤身体。鲫鱼不能和猴肉、野鸡肉一起吃，还有一种说法是不能和猪肝一起吃。鳀鱼不能和鹿肉一起生吃，会导致筋脉拘急。青鱼不能和香菜、生葵菜以及麦酱一起吃。泥鳅、黄鳝不能和白狗血一起吃。龟肉不能和瓜果、酒一起吃。鳖目凹陷和腹甲纹路呈王字形的，不能吃。另外，鳖肉不能和鸡蛋、鸭蛋一起吃。龟肉、鳖肉不能和苋菜一起吃。虾无须并且腹下通体皆黑，煮后反而变白的，不能吃。吃生鱼片，喝乳酪，人的腹中会生虫，进而形成肿块。

治食鲙不化成瘕病方

鲙食之，在心胸间不化，吐复不出，速下除之，久成癥病，治之方：

橘皮一两　大黄二两　朴硝二两

上三味，以大水一升，煮至小升，顿服即消。

治疗吃生鱼片不消化而成瘕病的方法

吃了生鱼片，积在心胸间不消化，吐也吐不出来，需要尽快向下排出体外，时间长了会形成病症，治疗的方法为：

将橘皮、大黄、朴硝这三味药，用一大升水，煎煮到还剩下一小升的时候，一次喝完，瘕病很快就会痊愈。

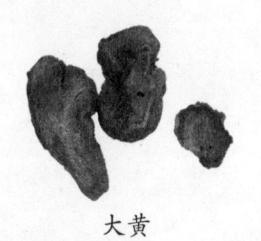

橘皮　　　　　　大黄

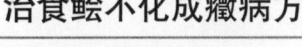

治食鲙不化成瘕病方

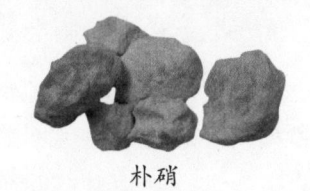

朴硝

食鲙多不消结为癥病治之方

马鞭草

上一味，捣汁饮之。或以姜叶汁，饮之一升，亦消。又可服吐药吐之。

吃了过多鱼片不消化而成癥病的方法

将马鞭草这一味药，捣取汁，饮用，或者用姜叶捣汁，饮用一升，也可以消除。还可以用催吐药催吐。

食鱼后中毒面肿烦乱治之方
橘皮

浓煎汁，服之即解。

吃鱼后中毒，出现两颊肿胀烦乱的症状，治疗的方法

橘皮煎取浓汁服用，即可解毒。

食鯸鮧鱼中毒方
芦根

煮汁，服之即解。

治疗吃河豚中毒的方法

芦根煮汁饮用即可解毒。

蟹目相向，足斑赤者，不可食之。

如果螃蟹的双目相对，足上有斑纹，眼睛发红，不能吃。

食蟹中毒治之方
紫苏

煮汁，饮之三升。紫苏子捣汁饮之，亦良。

又方

冬瓜汁，饮二升，食冬瓜亦可。

治疗吃螃蟹中毒的方法

紫苏煮汁，饮用三升。用紫苏叶子捣汁饮用，效果也好。

还有一方：饮用冬瓜汁，或者直接吃冬瓜也可以。

凡蟹未遇霜，多毒。其熟者，乃可食之。蜘蛛落食中，有毒，勿食之。凡蜂蝇虫蚁等，多集食上，食之致瘘。

凡是没经霜的螃蟹，多半有毒，必须要完全做熟以后才能吃。蜘蛛落到食物里，有毒，食物不能再吃了。如果看见蜜蜂、苍蝇、虫蚁等在食物上聚集，表示食物已腐败，吃了的话会引发瘘疮。

果实菜谷禁忌并治第二十五

果子生食，生疮。

果子落地经宿，虫蚁食之者，人大忌食之。

果子没熟，直接吃容易生疮。

果子掉在地上，经过一夜，被虫子或蚂蚁咬过，人一定不可以再吃。

生米停留多日，有损处，食之伤人。

新米存放的时间长了，有发霉的或者被虫子咬了，吃了会损伤身体。

桃子多食，令人热，仍不得入水浴，今人病淋沥寒热病。杏酪不熟，伤人。梅多食，坏人齿。李不可多食，令人胪胀。林檎不可多食，令人百脉弱。橘柚多食，令人口爽，不知五味。梨不可多食，令人寒中。金疮产妇，亦不宜食。樱桃、杏多食，伤筋骨。安石榴不可多食，损人肺。胡桃不可多食，令人动痰饮。生枣多食，令人热渴气胀。寒热羸瘦者，弥不可食，伤人。

桃子吃多了会发热，吃了桃不要立刻洗澡，否则会生寒热不退的病症。杏仁做的食物，如果没熟，吃了会损伤身体。青梅多吃会伤害牙齿。李子不能多吃，会使人腹部胀满。林檎不能多吃，会使人百脉不通。橘子、柚子吃多了，会使口舌麻木分辨不出别的味道。梨不能多吃，会使人中焦虚寒。得了金疮的人或者产妇也不适合吃。樱桃或者杏吃多了，对筋骨没好处。安石榴不能多吃，会损伤肺气。胡桃不能多吃，会引发体内的痰饮。生枣吃多了，会让人烦热口渴，并且腹部胀满，尤其因为寒热消瘦的人，更不能吃，会伤害身体。

食诸果中毒治之方

猪骨_{烧过}

上一味，末之，水服方寸匕。亦治马肝漏脯等毒。

吃各种果子中毒的治疗方法

将烧过的猪骨这一味药，打成粉末，用水服用一方匕。也可以救治因为吃了马肝、漏脯等中毒的。

木耳赤色及仰生者，勿食。菌仰卷及赤色者不可食。

红色以及向上卷的木耳，不能吃。凡是红色以及向上卷生长的菌类，都不能吃。

食诸菌中毒闷乱欲死治之方

人粪汁，饮一升；土浆，饮一二升；大豆浓煮汁，饮之；服诸吐利药，并解。

吃了菌类中毒，感觉烦乱，胃脘胀闷难受得厉害的治疗方法

人粪汁，服用一升；地浆水，服用一二升；大豆煮成浓汁，饮用；用催吐、导泻的方法也可解毒。

食枫柱菌而哭不止，治之以前方。

吃了树上生长的菌类导致哭笑不止的，用上面的方法治疗。

误食野芋，烦毒欲死，治之以前方（其野芋根，山东人名魁芋。人种芋，三年不收，亦成野芋，并杀人）。

错吃了野芋，身中剧毒，重伤濒死，用上面的方法治疗。

蜀椒闭口者，有毒。误食之，戟人咽喉，气病欲绝，或吐下白沫，身体痹冷，急治之方。

肉桂煎汁饮之。多饮冷水一二升，或食蒜，或饮地浆，或浓煮豉汁饮之，并解。

蜀椒壳闭口没有开裂，有毒。误食之后会刺激咽喉，使人气闭欲绝，或者口吐白沫，身体厥冷，急救治疗的方法如下。

肉桂煎汤饮服。多喝一二升放冷的开水，或食蒜，或饮地浆，或者豆豉煮成浓汁服用，都可以解毒。

正月勿食生葱，令人面生游风。二月勿食蓼，伤人肾。三月勿食小蒜，伤人志性。四月、八月勿食胡荽，伤人神。五月勿食韭，令人乏气力。五月五日勿食一切生菜，发百病。六月、七月勿食茱萸，伤神气。八月、九月勿食姜，伤人神。十月勿食椒，损人心，伤心脉。十一月、十二月勿食薤，令人多涕唾。

四季勿食生葵，令人饮食不化，发百病。非但食中，药中皆不可用，深宜慎之。

正月不要吃生葱，吃完会使人面部出现红疹。二月不要吃蓼，吃了会损伤肾阳。三月不要吃小蒜，吃了会影响神志。四月、八月不要吃香菜，吃了会伤神。五月不要吃韭菜，吃了会让人疲乏无力。五月初五不要吃任何生菜，否则易生诸多疾病。六月、七月不要吃茱萸，否则伤神气。八月、九月不要吃生姜，否则伤人神。十月不要吃胡椒，否则伤心脉。十一月、十二月不要吃薤白，吃了会使人多痰液。四时之月不要吃生葵，吃了会消化不良，引起各种疾病。不仅是在食物里，连药物中也不能用，一定要谨慎对待。

时病差未健，食生菜，手足必肿。

夜食生菜，不利人。

十月勿食被霜生菜，令人面无光，目涩，心痛，腰疼，或发心疟。疟发时，手足十指爪皆青，困委。

外感热病之后，脾胃功能还没有健运，吃生菜后会引起手足肿胀。

夜里吃生菜，不利于身体健康。

十月不要吃霜打的生菜，会使人脸色没有光泽，双目干涩，心痛，腰疼，或者引发心疟病。疟病发作时病人的手脚十指的指甲呈现青紫色，精神也困顿疲倦。

葱、韭初生芽者，食之伤人心气。饮白酒，食生韭，令人病增。生葱不可共蜜食之，杀人，独颗蒜弥忌。枣合生葱食之，令人病。生葱和雄鸡、雉、白犬肉食之，令人七窍经年流血。食糖、蜜后四日内，食生葱、韭，令人心痛。夜食诸姜、蒜、葱等，伤人心。

葱和韭菜，刚发芽的时候就吃，会损伤人的心气。喝白酒，吃生韭菜，会使人的病情加重。生葱不可以和蜂蜜一起吃，不然会损伤身体。独颗蒜更不能吃。大枣和生葱一起吃，会使人生病。生葱和公鸡、野鸡、白狗肉一起吃，会使人常年七窍流血。在吃过饴糖、蜂蜜的四天之内，再吃生葱和韭菜，会令人心痛。夜间吃生姜、大葱、蒜等，会损伤心气。

芜菁根多食之，令人气胀。

芜菁根吃多了，会使人腹部胀满。

薤不可共牛肉作羹食之，成瘕病。韭亦然。

薤白不适合与牛肉一起做羹吃，不然容易得瘕积病。韭菜也是如此，不适合和牛肉做羹。

莼多食，动痔疾。

莼菜吃得太多，会引发痔疮类的疾病。

野苣不可同蜜食之，作内痔。
白苣不可共酪同食，作蜃虫。

野苣不可以和蜂蜜一起吃，否则会生内痔。
白苣不可以和酪一起吃，否则会造成寄生虫感染。

黄瓜食之，发热病。

黄瓜吃多了，容易得发热病。

葵心不可食，伤人，叶尤冷，黄背赤茎者，勿食之。

葵心不能吃，对人体有害，葵叶更寒，叶背黄色而茎是红色的，不能吃。

胡荽久食之，令人多忘。

长期吃香菜，会令人记忆力减退、健忘。

病人不可食胡荽及黄花菜。

病人不可以吃胡荽和黄花菜。

芋不可多食，动病。

芋头不能多吃，容易诱发旧病。

妊妇食姜，令子余指。

怀孕的妇人吃姜，产下的孩子会多一根手指。

蓼多食，发心痛。蓼和生鱼食之，令人夺气，阴核疼痛。

蓼吃多了，会导致心痛。蓼和生鱼一起吃，会使人脱气，阴囊疼痛。

芥菜不可共兔肉食之，成恶邪病。

芥菜不可以和兔肉一起吃，否则会产生难治的疾病。

小蒜多食，伤人心力。

小蒜吃多了，会伤心神。

食躁式躁方

豉

浓煮汁饮之。

由于进食或其他引起的烦躁的治疗方法

豆豉浓煮成汁，饮服。

误食钩吻杀人解之方

钩吻与芹菜相似，误食之，杀人，解之方（《肘后》云：与茱萸、食芹相似）。

荠苨_{八两}

上一味，水六升，煮取二升，分温二服（钩吻生地傍无他草，其茎有毛者，以此别之）。

治疗钩吻中毒伤人的方法

钩吻与芹菜长得相似，如果误食钩吻会害人性命，解救的方法：

用六升水煮，煎煮荠苨，到还剩下两升水的时候，分两次温服。

治误食水莨菪中毒方

菜中有水莨菪，叶圆而光，有毒。误食之，令人狂乱，状如中风，或吐血，治之方。

甘草

煮汁，服之即解。

治疗因为误食了水莨菪而中毒的方法

有一种叫水莨菪的菜，长得叶圆并且光滑，有毒。如果误食，会使人精神烦乱，好像中风的样子，或者可能吐血。救治的方法：用甘草煮成药汁，服下去就会解毒。

治食芹菜中龙精毒方

春秋二时，龙带精入芹菜中，人偶食之为病，发时手青，腹满痛不可忍，名蛟龙病。治之方。

硬糖_{二三升}

上一味，日两度服之，吐出如蜥蜴三五枚，差。

治疗因吃芹菜而吃了虫卵的方法

春秋两季，有虫卵在芹菜叶中，人偶然把虫卵吃入腹中而得病，发病时手青腹满，疼痛难以忍受，这叫作蛟龙病。救治的方法是用一味硬糖，每日服用两次，能吐出像蜥蜴状的虫子三五条来，病就好了。

食苦瓠中毒治之方

黍穰

煮汁，数服之解。

吃苦瓠中毒的治疗方法

黎穰煮成汁，多次饮用，就可以解毒。

扁豆，寒热者不可食之。

久食小豆，令人枯燥。

食大豆屑，忌啖猪肉。

患了寒热病的人不可以吃扁豆。

吃小豆的时间太长，会使人皮肤干燥。

吃了大豆屑末，就不能再吃猪肉。

大麦久食，令人作疥。

长期吃大麦，会使人乏力懈怠。

白黍米不可同饴、蜜食，亦不可合葵食之。

白黍米不能和饴糖、蜂蜜一起吃，也不能和葵菜一起吃。

莜麦面多食，令人发落。

长期吃荞麦面，会使人须发脱落。

盐多食，伤人肺。

盐吃得太多，会损伤肺气。

食冷物，冰人齿。
食热物，勿饮冷水。

吃冷的东西，牙齿会觉得冷痛。
吃热的东西，不要喝冷水。

饮酒食生苍耳，令人心痛。
夏月大醉汗流，不得冷水洗着身，及使扇，即成病。
饮酒，大忌灸腹背，令人肠结。
醉后勿饱食，发寒热。
饮酒食猪肉，卧秫稻穰中，则发黄。
食饴，多饮酒，大忌。
凡水及酒，照见人影动者，不可饮之。
醋合酪食之，令人血瘕。

喝酒的时候吃生苍耳子，会使人心痛。

夏天喝醉之后出大汗，不要用冷水洗澡，也不可以扇扇子，否则会立刻生病。

喝酒后最忌讳艾灸腹部和背部，否则会令人胃肠燥结。

酒醉后不宜多吃食物，易使人发寒热。

喝酒又吃猪肉，并且睡在稻草里，会发生黄疸。

吃饴糖，大量喝酒，是大忌。

凡是饮水及酒见不到影动的，千万不可饮之。

醋和酪一起吃，会使人发生血瘕病。

食白米粥，勿食生苍耳，成走疰。
食甜粥已，食盐即吐。

吃白米粥的时候不要吃生苍耳，否则会得流注。

吃完甜粥，再吃盐，就会呕吐。

犀角筋搅饮食，沫出及浇地坟起者，食之杀人。

用犀角制作的筷子搅拌食物，有白色的粉末出现，或者把食物倒在地上出现白沫，吃了这些食物会死人。

饮食中毒烦满治之方

苦参三两　苦酒一升半

上二味，煮三沸，三上三下，服之，吐食出，即差。或以水煮亦得。

又方

犀角汤亦佳。

饮食中毒出现心烦胸满的症状，救治的方法

　　用苦参、苦酒这两味药，煮沸三次，上火三次，下火三次，服用之后，吐出食物，病就好了。或者用水煮也可以。另一种方法：用犀角汤，效果也很好。

贪食食多不消心腹坚满痛治之方

盐一升　水三升

上二味，煮令盐消，分三服，当吐出食，便差。

由于贪食，进食过多，食积不消，出现脘腹坚硬，胀满疼痛的救治方法

　　用盐和水同煮，使盐融化，分三次服用，吐出食物，症状就会好了。

矾石，生入腹，破人心肝，亦禁水。

生矾石吞进腹里，会损伤心肝，也不可以喝水。

商陆，以水服，杀人。

葶苈子傅头疮，药成入脑，杀人。

水银入人耳及六畜等，皆死。以金银着耳边，水银则吐。

苦楝无子者杀人。

商陆用水送服，会危及生命。

葶苈子外用可以敷头疮，如果药进入脑，会危及生命。

水银进入人耳或动物六畜耳内，都会致死。可用金银放耳边，水银就会出来。

没有籽的苦楝，会毒死人。

凡诸毒，多是假毒以投，不知时，宜煮甘草荠苨汁饮之，通除诸毒药。

凡是各种中毒，大多是在不知不觉中中招，可以用甘草荠苨煮汁饮服，可通治各种有毒的中药。

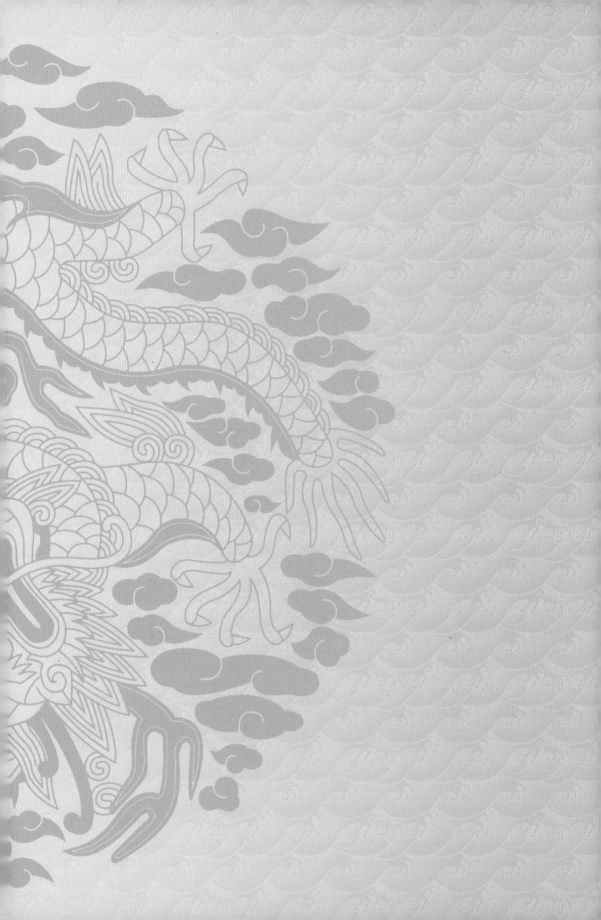